AF318654

DE

L'ENTÉRITE CHRONIQUE

PALUDÉENNE

A LA MÉMOIRE

DE MON MAITRE, MON CAMARADE ET MON AMI,

C. ZUBER

Médecin principal de 2e classe.

Mort à Quang-Yen, le 6 Août 1886.

DE
L'ENTÉRITE CHRONIQUE

PALUDÉENNE

OU

DIARRHÉE DE COCHINCHINE

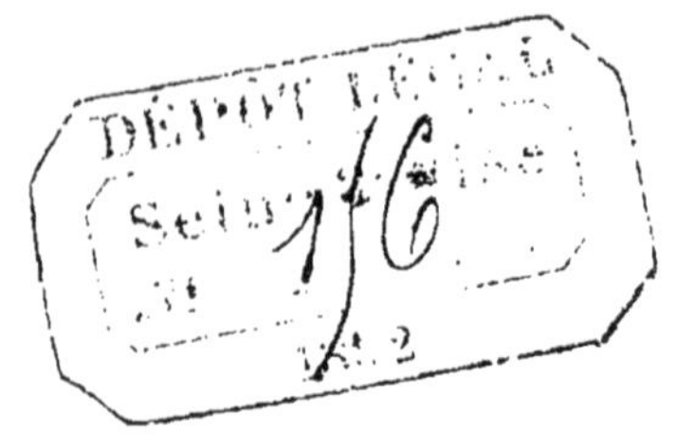

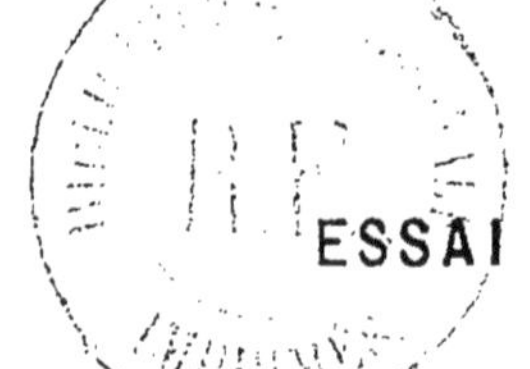

ESSAI D'INTERPRÉTATION

DE LA

PATHOLOGIE DES RÉGIONS PALUDÉENNES

INTERTROPICALES

PAR

Le Dr L. de SANTI

Médecin-major de 2ᵉ classe.

PARIS

RUEFF & Cie, ÉDITEURS

106, BOULEVARD SAINT-GERMAIN, 106

1891

DE

L'ENTÉRITE CHRONIQUE

PALUDÉENNE

OU

DIARRHÉE DE COCHINCHINE

SYNONYMIE

DIARRHÉE DE COCHINCHINE. — DIARRHÉE CHRONIQUE DES PAYS CHAUDS. — ATHREPSIE COLONIALE ATHROPHIQUE (Corre). — ENTÉRO-COLITE CHRONIQUE ENDÉMIQUE DES PAYS CHAUDS (Bertrand et Fontan). — DYSENTERIE CHRONIQUE (Corre).

Tels sont les noms principaux sous lesquels a été décrite une affection chronique des pays chauds, en particulier de l'Asie postérieure, qui exerce de cruels ravages non seulement sur les Européens émigrés dans ces régions, mais encore sur les indigènes, et qui se caractérise par une entérite chronique rebelle, aboutissant à la longue, quand elle ne guérit pas, à la phthisie intestinale.

Atteint moi-même pendant de longs mois de cette affection, j'ai pu faire, non seulement sur les malades soumis à mon observation, mais sur moi-même, — et surtout en ce qui concerne la pathogénie de ce mal, — des études et des recherches dont le travail actuel représente en quelque sorte la synthèse.

Historique.

Longtemps on a cru que la diarrhée de Cochinchine était une affection endémique, c'est-à-dire spéciale à la presqu'île indo-chinoise et aux contrées circonvoisines (Layet), ce qui laissait planer une certaine obscurité sur son étiologie.

Mais une foule de travaux, dont quelques-uns déjà anciens (ex. : Campet), ne laissent aucun doute sur l'existence de cette maladie non seulement hors de l'Indo-Chine, mais même hors de la zone torride (B. Feris).

Décrite par Ranald Martin et Morehead aux Indes, par Laure et Nelson en Chine, par Coindet au Mexique, par Van Leent en Malaisie, par Rufz de Lavison et Saint-Vel aux Antilles, par A. da Luz au Brésil, elle a été également signalée en Nouvelle-Calédonie, au Sénégal et même en Algérie (Périer, 1869).

Qu'est-ce donc que cette entérite ? Constitue-t-elle une entité morbide définie qu'il faudrait distraire du cadre de la dysenterie, ou bien, au contraire n'est-elle qu'une forme de l'entérite ulcéreuse banale, se différenciant seulement de la dysenterie par quelques caractères spéciaux, tels que l'absence de nécrose des tuniques intestinales et l'absence d'hémorrhagies?

Deux écoles ont pris naissance sur cette question, celle des *dualistes* et celle des *unicistes*.

Pour la première, représentée par Delioux de Savignac et, plus récemment, par Layet et ses élèves, la diarrhée de Cochinchine est une affection très voisine de la dysenterie tropicale, évoluant parallèlement à celle-ci, mais qui néanmoins ne peut être confondue avec elle, car elle en diffère nettement par sa marche, ses symptômes et surtout son anatomie pathologique.

Au point de vue de la marche, en effet, les dualistes soutenaient que la diarrhée de Cochinchine se séparait de la dysenterie par son début silencieux, sa longue durée, son évolution indolente et apyrétique ; au point de vue des symptômes, par l'absence de selles hémorrhagiques ou gangreneuses et par l'absence d'épreintes. Mais, surtout au point de vue anatomo-pathologique, ils appuyaient leur dualisme sur la distinction établie par Virchow et Bamberger dans les inflammations des membranes en *inflammations catarrhales* et *inflammations interstitielles*.

Tandis que la dysenterie, avec ses ulcères gangreneux, était pour eux le type des dernières, la diarrhée de Cochinchine, simple catarrhe de l'intestin, ne pouvait appartenir qu'aux premières.

Mais cette opinion était battue en brèche par des

cliniciens (Rufz de Lavison, Dutrouleau), qui, observant sur les foyers mêmes du développement de ces deux affections, tendaient, au nom de la clinique, à les ramener à l'unité d'origine.

C'est ainsi que Dutrouleau écrivait en 1861, qu' « il est impossible de séparer ces deux formes de flux de ventre et de les considérer autrement que comme deux degrés d'une même maladie ». C'est là, nettement formulée, la doctrine de l'école unitaire, à laquelle les travaux des anatomo-pathologistes sont venus donner sa consécration définitive.

En effet, les histologistes, étudiant comparativement les lésions de la dysenterie et de la diarrhée de Cochinchine, démontraient que ces deux affections procèdent, au point de vue anatomique, du même processus, à savoir :

1° D'un catarrhe simple, généralisé de la muqueuse intestinale, caractérisé par les phénomènes ordinaires des inflammations catarrhales, rougeur et œdème de la muqueuse, transsudation séro-muqueuse, desquamation épithéliale, etc.

2° D'une infiltration de la couche profonde de la muqueuse du gros intestin et de la portion terminale de l'intestin grêle par des îlots d'éléments embryonnaires dont la prolifération étouffe les éléments propres de la muqueuse, c'est-à-dire les glandes de Lieberkühn, et dont la nécrobiose entraîne la destruction de la couche glanduleuse de la muqueuse.

Du nombre et du volume de ces îlots, véritables furoncles disséminés dans l'épaisseur de la muqueuse, de leur degré de confluence ou de discrétion, mais surtout de la rapidité et de l'intensité du processus dépendent l'oblitération plus ou moins étendue et plus ou moins rapide des vaisseaux de la muqueuse et, par suite, la nécrose plus ou moins étendue et plus ou moins rapide de la muqueuse elle-même.

Ainsi, dans les cas où l'infiltration se fait d'emblée, diffuse, massive, la muqueuse se nécrose sur une étendue considérable, comme il arrive pour la peau dans le phlegmon diffus, pour l'os dans la périostite phlegmoneuse diffuse. On voit alors se détacher, avec des hémorrhagies effrayantes, d'énormes lambeaux de muqueuse, représentant parfois toute une portion de l'intestin (Catteloup, Dutrouleau). C'est la dysenterie aiguë gangreneuse.

Dans les cas où l'infiltration est aiguë, mais localisée, la muqueuse se nécrose plus ou moins rapidement dans l'étendue des plaques exsudatives, comme il arrive à la peau dans l'anthrax et à l'os dans la nécrose circonscrite. Les lambeaux mortifiés s'éliminent alors dans les selles, sous forme de fausses membranes (selles en lavure de chair, en raclure de boyaux), les sécrétions intestinales se mêlent de sang et de pus ; puis, à la place des plaques de nécrose, s'établissent des ulcérations bourgeonnantes, qui laissent suinter sans cesse des liquides sanguinolents. C'est la dysenterie aiguë banale.

Mais, dans les cas où l'infiltration est lente, progressive, chronique, l'élimination silencieuse des foyers embryonnaires de la muqueuse aboutit lentement à la formation d'ulcérations, à une destruction progressive de la muqueuse. Il n'y a, dans ce cas, ni hémorrhagie, ni élimination de lambeaux sphacélés, mais une gangrène moléculaire, une exfoliation insensible de la paroi, comme cela se passe, par exemple, dans la carie osseuse ou dans la tuberculose cutanée. Tel est le processus de la dysenterie chronique et de la diarrhée de Cochinchine.

A la vérité, bien que l'existence d'ulcérations intestinales bourgeonnantes fût signalée dans presque toutes les autopsies de diarrhéiques, on avait admis, jusque dans ces derniers temps, l'existence de diarrhées de Cochinchine sans ulcérations, et c'est sur l'existence de ces cas que les dualistes s'appuyaient pour soutenir l'indépendance nosologique de la diarrhée.

Une expérience plus approfondie a fait justice de ces différences. On a démontré (Bertrand et Fontan) que, alors même qu'on ne découvrait pas à l'œil nu d'ulcérations sur la muqueuse des diarrhéiques, rien n'est plus aisé que de déceler l'existence de ces ulcérations, soit à la loupe, soit au microscope.

Il n'y a donc plus aujourd'hui de doutes à conserver sur l'identité du processus anatomo-pathologique de la dysenterie et de la diarrhée de Cochinchine, et c'est d'ailleurs sous le nom de *dysenterie chronique*, par opposition aux formes aiguës, gangreneuses de la maladie, que les auteurs les plus récents, Dounon, Laveran, Bertrand et Fontan, Corre, etc., ont décrit la diarrhée de Cochinchine.

La diarrhée de Cochinchine n'est donc autre chose qu'une dysenterie chronique.

Étiologie.

Cette dernière définition, en ramenant l'affection qui nous occupe à l'unité nosologique, simplifie singulièrement son étiologie, car on comprend que les causes de la diarrhée de Cochinchine ne seront autres que celles de la dysenterie banale.

Or, disent MM. Kelsch et Kiener (1) : « Quels que soient les lieux et les circonstances dans lesquels la dysenterie se développe, on peut retrouver dans son étiologie quatre facteurs, à savoir :

« 1° L'influence de la saison chaude et du climat tropical ;

« 2° L'existence de foyers d'infection à la surface du sol ;

« 3° La contagion ;

« 4° L'insuffisance du régime alimentaire et la famine. »

Mais, ajoutent-ils, « chacun de ces facteurs peut éventuellement acquérir une influence prédominante et rendre inutile ou secondaire l'un des autres. » C'est ce qui se passe en particulier pour la diarrhée de Cochinchine, où l'influence du premier facteur, c'est-à-dire de la saison chaude et du climat tropical,

(1) Kelsch et Kiener, *Traité des maladies des pays chauds*, 1889, p. 97.

prédomine au point d'annihiler tous les autres.

Climat. — Cette prédominance presque exclusive de l'élément climatérique dans l'étiologie de la diarrhée chronique a été signalée par la plupart des auteur qui ont étudié sérieusement la question.

J. Mahé (1) par exemple, en 1884, donnant à cette affection une étiologie complexe, y voyait surtout « l'aboutissant de l'anémie tropicale, de l'*endémicite des climats tropicaux* ».

D'autre part, MM. Le Roy de Méricourt et Corre (2), répondant à la deuxième question du comité d'organisation du congrès international de médecine coloniale, en 1883, concluaient de la sorte : « Il n'y a pas de diarrhée ou de dysenterie particulière à telle ou telle région, mais seulement des diarrhées et dysenteries de fréquence et d'intensité plus grandes, à marche plus rapide vers la chronicité, dans certaines localités intertropicales où prédomine un ensemble de conditions remarquablement favorables au développement et à l'entretien de ces maladies. »

Or, quelles sont ces conditions spéciales des climats chauds si favorables à la genèse de la dysenterie ? C'est sur cette question que nos connaissances en pathologie exotique sont particulièrement confuses ou incertaines.

Le mot *climat*, dont se servent la plupart des

(1) J. Mahé, *Dictionnaire encyclopédique des Sciences médicales*, 1884, art. Diarrhée de Cochinchine.]

(2) Le Roy de Méricourt et Corre, *Archives de Médecine navale*, 1884.

auteurs, est une formule toute prête pour donner
aux modifications constitutionnelles dont la cause
nous échappe une apparence d'étiologie, mais dont
le vague n'échappe à personne. Qu'est-ce qui constitue le climat? Est-ce la latitude? Sont-ce les conditions physiques d'altitude, de constitution du sol, de
végétation, d'exposition? Sont-ce, au contraire, les
conditions mésologiques dépendant de la température, de l'état hygrométrique, des influences météo-
riques? Est-ce la race? Auquel de ces facteurs faut-il
attribuer une influence prépondérante dans la genèse
de la dysenterie? — Autant de questions qui n'ont
pas été résolues et dont la solution a semblé si ardue
aux épidémiologistes que, pour échapper aux difficultés, ils ont accepté sans définition ce mot *climat*,
qui répond à tout et ne répond à rien, car il y a
autant de climats que de parcelles de sol à la surface
du globe.

D'autres, on l'a vu, se servent d'un terme qui n'a
pas de signification plus précise, l'*endémicité des
climats tropicaux*. Mais quelle est la cause de cette
endémicité?

Nous ne prétendons pas résoudre ici d'un coup le
problème; mais cependant il nous semble qu'en
serrant de plus près les éléments multiples de la
question, il est possible d'arriver à une conception
plus nette, plus satisfaisante de cette étiologie, ou
tout au moins à une solution qui ait l'avantage de
n'être point un artifice de langage.

Et d'abord de ces facteurs divers du climat, latitude, altitude, température, état de l'atmosphère, constitution du sol, végétation, race, etc., aucun n'est susceptible, comme on le sait, d'engendrer la dysenterie. Isolés ou groupés, leur impuissance est la même. La dysenterie sévit à presque toutes les latitudes; toutes les races y sont sujettes; elle se montre sur tous les sols. Cependant, de l'étude individuelle de ces facteurs dans les foyers d'origine de la diarrhée de Cochinchine résultent quelques faits importants à retenir.

Le premier est que, si la dysenterie chronique ne se manifeste pas dans tous les pays chauds, si, par conséquent, la chaleur n'est pas la condition exclusive de son étiologie, c'est dans les climats chauds, de préférence dans la zone intertropicale (Indo-Chine, Malaisie, Sénégal, Brésil) qu'elle prédomine.

Jamais on ne l'observe dans les régions froides, et, quand parfois elle se montre dans la zone tempérée (par exemple en Algérie, en Corse, en Italie, en Espagne et dans le midi de la France), c'est toujours à l'époque la plus chaude de l'année qu'elle débute.

Il faut en conclure, par conséquent, que, tout en ne constituant pas un facteur exclusif, la chaleur est une des conditions prédisposantes essentielles de la genèse de la maladie.

Un second fait est que, dans les régions chaudes elles-mêmes où elle est apte à se développer, la dysenterie chronique a ses foyers d'élection. Elle règne de préférence dans les zones insalubres, les localités basses et humides, les terrains d'alluvions, les plaines inondées et marécageuses, là où la végétation est dense et, par conséquent, le sol gras et fertile, comme en Basse-Cochinchine et sur le littoral de la Guyane, dans les deltas du fleuve Rouge et du Mékong, à Formose, en Malaisie, etc. Au contraire, on ne l'observe ni dans les sables arides de la Basse-Égypte, ni sur les côtes rocheuses de l'Afrique orientale, et elle est très rare sous le climat salubre de Taïti et de la Nouvelle-Calédonie, où elle n'atteint que les indigènes (1).

Enfin, elle a une affinité particulière pour les individus affaiblis et anémiés, pour les convalescents, pour les paludéens ; c'est pourquoi on a pu dire qu'elle était la résultante de l'*anémie coloniale*, mot vague encore qui, comme nous le démontrerons, doit être pris comme synonyme d'anémie paludéenne.

En effet, ce n'est pas, en général, dans les premiers mois du séjour d'un Européen à Saïgon ou à Hanoï que la diarrhée apparaît ; c'est ordinairement au commencement ou dans le cours de la seconde année, alors, en général, que le colon a déjà payé de quelques accès de fièvre son tribut à l'impaludation. Quant aux indigènes de ces régions, la plupart anémiés par le paludisme, ils n'échappent pas à cette maladie ; presque tous ont la diarrhée (Laure).

Telles sont les données précises qui résultent de l'étude des facteurs climatériques. Suffisent-elles à

(1) FRIOCOURT, Station du Levant (*Arch. de Méd. navale*, 1884). MARCHANDOU, *Obock et son territoire*, Thèse de Bordeaux, 1888. BERTRAND et FONTAN, *Archives de Médecine navale*, t. XLV, 1886.

constituer une étiologie à la diarrhée chronique? — Évidemment non.

Il est bien certain, par exemple, qu'il existe, en France même, une foule de milieux réalisant ces conditions spéciales de chaleur et d'insalubrité, ou même se remontrent des anémiques — ainsi les ateliers, les usines, les agglomérations ouvrières — et où cependant on n'observe pas de diarrhée chronique habituelle.

Il faut donc, de toute nécessité, admettre un nouveau facteur étiologique, dont l'influence soit dominante ou plus générale, et reléguer au rang de simples causes prédisposantes les influences climatériques.

Ce facteur premier, essentiel de la diarrhée chronique, la plupart des auteurs — et avec juste raison — ont voulu le voir dans l'existence préalable ou concomitante d'une *irritation intestinale*.

Causes d'irritation intestinale. — Toute irritation intestinale prolongée, quelle qu'en soit la nature ou la cause, peut, en effet, aboutir au catarrhe chronique et même à l'ulcération chronique de l'intestin. C'est ce qui se passe, par exemple, dans certaines intoxications, dans l'alcoolisme chronique, dans les cachexies, dans les cas de cancer ou de tuberculose de l'intestin, dans les cas de compression ou de rétrécissement de cet organe, en un mot toutes les fois qu'une cause quelconque congestionne ou paralyse d'une façon permanente la paroi intestinale ou détermine la stagnation de son contenu.

Si, dans les climats tropicaux, une cause semblable vient s'ajouter aux influences prédisposantes que nous avons énumérées, à plus forte raison la diarrhée chronique en sera-t-elle la conséquence.

(a) *Parasites.* — Eh bien! cette irritation chronique, cette cause permanente de diarrhée dans certaines régions, les médecins de la marine française, MM. Normand, Bavay et Dounon (1), ont cru la découvrir dans la présence de *parasites intestinaux*, l'*anguillule stercorale* (Normand) et l'*anguillule intestinale* (Gervais). Bien plus, ils attribuèrent à ces parasites une action spécifique, au point de les considérer comme la cause nécessaire, exclusive de la maladie.

Cette théorie arrivait à point, au moment des premières grandes découvertes de Pasteur dans le domaine de la pathologie microbienne (1877). En outre, les premières recherches anatomo-pathologiques semblèrent la confirmer (Laveran (2), Roux (3).

Malheureusement, cet enthousiasme ne dura pas. Des observations nouvelles vinrent démontrer que, si d'une part l'anguillule se rencontre dans une foule d'entérites contractées hors de la Cochinchine (Antilles (4), Brésil (5), sa présence est, d'autre part,

(1) Normand, Mémoire sur la diarrhée dite de Cochinchine (*Arch. de Méd. navale*, 1877). Bavay, Note sur l'anguillule intestinale (*Arch. de Méd. navale*, 1877). Dounon, *Description des parasites de la diarrhée de Cochinchine;* Toulon, 1877.

(2) A. Laveran, *Gazette hebdomadaire*, 1877, n° 1.

(3) Roux, *Thèse de Paris*, 1877.

(4) Chauvin, *Archives de Médecine navale*, 1878.

(5) A. da Luz, *Investigaçoes helminthologicas;* Rio-Janeiro, 1880.

loin d'être constante dans la diarrhée de Cochinchine proprement dite (1). Breton, sur 244 malades, ne l'a trouvée que 20 fois (2), Corre dans un dixième des cas seulement (3); mais, par contre, Perroncito l'a signalée, avec d'autres parasites, dans les matières fécales des ouvriers italiens employés au percement du Saint-Gothard (4), et M. Moty l'a rencontrée dans un cas de dysenterie saisonnière à Bourges (5).

Eysautier (6) rapporte même le fait curieux d'un médecin qui, atteint de diarrhée chronique en Cochinchine, examina ses selles pendant trois ans sans y trouver le parasite, et le vit apparaître en France même, au moment où il entrait en convalescence.

Enfin, tandis que la présence des anguillules dans l'eau des rizières et des arroyos de Cochinchine n'a pu encore être constatée avec certitude (Roux) (7), Le Roy de Méricourt et Corre ont vu des diarrhées éclater chez des marins qui n'avaient bu que de l'eau distillée du bord (8), et c'est précisément dans le sol et les eaux du midi de la France qu'on rencontre à profusion ces parasites (Mahé) (9).

(1) Chastang, *Archives de Médecine navale*, 1878.
(2) Breton, *Archives de Médecine navale*, 1879, p. 446.
(3) Corre, *Traité clinique des maladies des pays chauds*, p. 730.
(4) Perroncito, *Journal de l'Anatomie*, 1881.
(5) Moty, *Recueil de mémoires de médecine militaire*, 1882, p. 501.
(6) Eysautier, *Thèse de Paris*, 1880.
(7) F. Roux, *Traité pratique des maladies des pays chauds*, t. II, p. 130.
(8) Le Roy de Méricourt et Corre, *Archives de Médecine navale*, 1884.
(9) Mahé, *Archives de Médecine navale*, 1879, p. 348.
J'ajouterai que, sur moi-même, malgré de nombreuses recherches, je n'ai jamais découvert d'anguillules.

En voilà assez, croyons-nous, pour démontrer
que la diarrhée de Cochinchine ne saurait être attri-
buée à l'action spécifique des parasites de Normand.
Du reste, cette théorie ne rencontre plus aujour-
d'hui de défenseurs. L'opinion la plus généralement
acceptée est que l'envahissement vermineux de l'intestin est la conséquence, et non pas la cause, de la
diarrhée, car ce serait précisément dans les modifications pathologiques de l'intestin, en particulier
dans la diminution de la sécrétion biliaire (Corre),
que l'anguillule trouverait les conditions favorables
à sa pullulation.

Malheureusement, dans la réaction qui suivit ce
nouveau mécompte, on alla trop loin, on enveloppa
dans le même scepticisme la spécificité des parasites
et l'irritation intestinale. Là était la faute; car, avant
de condamner l'ensemble de la doctrine, il fallait se
demander s'il n'y a pas, dans les régions tropicales,
d'autres causes d'irritation intestinale que les parasites.

Or, sous les tropiques, il est une cause permanente
et presque constante de congestion de l'intestin, c'est
le *paludisme*.

(b) *Paludisme*. — Certes, nous n'ignorons pas que
la doctrine de l'étiologie paludéenne de la diarrhée
chronique, nettement affirmée par quelques auteurs (1), n'a rencontré, en général, que des adver-

(1) FOURNIER, *Des fièvres palustres à détermination gastro-intestinale*,
Thèse de Montpellier, 1864. ANTOINE, *Essai sur la diarrhée endémique
de Cochinchine*, Thèse de Paris, 1873. BAISSADE, *De l'étiologie de la*

saires ou de timides partisans, et que les plus récents travaux en matière de pathologie exotique, ceux de L. Colin, de Bertrand et Fontan, de F. Roux, la condamnent sans appel.

Cependant, la question n'est pas jugée. L'expansion coloniale et les campagnes intertropicales de ces dernières années ont donné lieu à des observations nouvelles qui ont valu à l'étiologie paludéenne nombre d'adhésions. Les progrès de l'anatomie pathologique, en donnant au paludisme une caractéristique certaine, la présence de pigment dans le sang, ont permis de suivre d'une façon plus précise, à la trace en quelque sorte, les méfaits de l'infection palustre. Enfin, la notion du mécanisme de cette infection s'est éclairée et l'on a pu comprendre plus nettement le mode d'action du paludisme sur les viscères abdominaux et sur l'intestin en particulier.

Il nous a donc semblé qu'il y avait lieu de reprendre le débat, et c'est ce que nous avons tenté de faire.

Et d'abord, il faut remarquer que ce n'est point de nos jours qu'a pris naissance la doctrine de l'étiologie malarienne de la diarrhée chronique. « De tout temps, disent MM. Bertrand et Fontan (1), la vision de l'impaludisme semble avoir à ce point obsédé l'esprit des médecins praticiens des pays chauds, qu'ils ont mis la malaria partout et tenté de ratta-

diarrhée de Cochinchine dans ses rapports avec la fièvre intermittente, Thèse de Montpellier, 1876.

(1) BERTRAND et FONTAN, _Archives de Médecine navale_, t. XLVI, p. 369.

cher à cette cause toutes les endémies tropicales.
Pour un peu, si on n'y eût pris garde et si le juge-
ment, un moment surpris, ne se fût ravisé, la pathologie exotique tout entière y passait, absorbée par ce
minotaure d'un nouveau genre. Toutes les pyrexies,
y compris la fièvre jaune, la dysenterie, l'hépatite,
étaient déclarées ses tributaires : la diarrhée de
Cochinchine ne pouvait échapper à cette sorte de
fatalité nosologique. »

Comme on le voit, MM. Bertrand et Fontan, tout
en faisant bon marché des opinions qu'ils ne par-
tagent pas, reconnaissent du moins l'ancienneté de
cette doctrine ; et, si la doctrine est ancienne, on est
en droit de supposer qu'elle s'est étayée sur une
longue suite d'observations cliniques, argument qui
a bien sa valeur ou du moins qui vaut mieux qu'une
ironie.

C'est à Richard Morton (1), en effet, que revient
l'honneur d'avoir le premier, dans sa *Pyrétologie*,
parue en 1642, insisté sur le caractère protéiforme
des manifestations palustres, au nombre desquelles
il place la colique sèche et la diarrhée. Reprise et
amplifiée par Maillot et par son école, cette idée fut
appliquée à la diarrhée chronique des pays chauds
par Boudin et Haspel (2). Griesinger (3) l'a partagée,
et il faut actuellement ranger au nombre de ses

(1) R. Morton, *Pyretologia. De proteiformi intermittentis febris
genio*, 1642.
(2) Haspel, *Maladies de l'Algérie*, t. I, p. 39.
(3) Griesinger, *Traité des maladies infectieuses*, Trad. Vallin, p. 3
et 47.

défenseurs nombre de médecins éminents, comme MM. Fayrer et Ewart (1), Le Roy de Méricourt et Corre (2), etc.

Mais, au fur et à mesure que la civilisation chasse devant elle et fait disparaître les grands foyers de paludisme, on oublie volontiers les ravages et les caractères de cette endémie ; on oublie qu'à côté du paludisme bénin qui s'observe encore en Europe, il existe un paludisme infectieux, ce qu'on pourrait appeler le *grand paludisme*, dont cependant la trace est écrite à chaque page dans l'œuvre d'Hippocrate, dans les chroniques de notre histoire et dans les relations de nos premiers médecins en Algérie.

Il faut lire, en effet, avec les observations de nos premiers cliniciens, de Fernel, de Baillou, de Paré, de Valleriola, les récits des vieux historiens de la France, les chroniques de Grégoire de Tours, de Richer, de Froissart, les mémoires de Vieilleville, de Montluc ou d'Aubigné, pour comprendre la transformation qui s'est opérée dans la pathologie nationale depuis deux siècles.

A ces époques, le paludisme était au fond de toute la pathologie, comme cela se passe encore dans les pays où la civilisation n'a pas pénétré ; dans les récits, les observations et les mémoires du temps, on ne trouve, comme dans Hippocrate, qu'un mélange pour ainsi dire indissociable de fièvres continues ou

(1) Fayrer et Ewart, *Medical Times*, 1884, p. 389.

(2) Le Roy de Méricourt et Corre, *Archives de Médecine navale*, 1884, p. 38.

intermittentes, d'accès pernicieux, de dysenterie et d'abcès du foie.

Or, ceux qui ont séjourné longtemps dans les foyers paludéens de la zone tropicale savent bien qu'on y retrouve cette pathologie oubliée. Le paludisme y règne en maître. C'est non seulement une maladie générale, une propathie d'une effroyable gravité, dont l'infectiosité n'est comparable qu'à celle des maladies les plus redoutées, la tuberculose par exemple ou la syphilis, qui s'attaque à tous les organes et tous les tissus, qui y suscite tous les degrés de l'inflammation, qui s'y manifeste sous les formes les plus diverses, tantôt bruyant et violent, tantôt larvé et silencieux, mais encore, avec une souplesse d'allures incroyable, qui s'infiltre partout, modifiant et transformant le type des maladies. Multiple, hybride, protéiforme, souvent insaisissable, mais toujours en éveil, toujours prêt à se révéler par un éclat, il affecte parfois des allures débonnaires, à l'abri desquelles s'établissent des lésions incurables, comme celles de la diarrhée de Cochinchine, sans qu'on ait eu même parfois l'idée de les soupçonner.

Certes, nous ne pensons pas qu'on ait jamais songé, depuis que l'étude des maladies infectieuses a démontré leur spécificité, à attribuer le typhus amaril au paludisme, et la relation étiologique ironiquement interprétée par MM. Bertrand et Fontan ne s'explique que par la confusion autrefois faite, par Boudin et les médecins du premier Empire (guerre d'Espagne), entre la fièvre jaune et les fièvres bilieuses. Mais nous n'avons pas plus de répugnance à admettre une hépatite et une entérite paludéennes qu'une néphrite, une orchite ou une myosite, accidents si communs dans les impaludations graves.

Du reste, nous discuterons plus loin les arguments opposés à cette doctrine et nous montrerons que leur fragilité s'allie mal avec le dédain qu'on témoigne au paludisme dans l'étiologie de la diarrhée de Cochinchine.

Qu'a-t-il donc manqué aux partisans de cette doctrine étiologique pour faire pénétrer la conviction dans les esprits? — C'est, croyons-nous, une conception nette du mode de production des lésions paludéennes, en particulier du mécanisme des altérations viscérales. — Or, ce mécanisme, ignoré des premiers médecins qui s'adonnèrent à l'étude du paludisme, a été si bien éclairé dans ces dernières années par les progrès de l'anatomie pathologique, par l'application du microscope à l'étude des altérations paludéennes et surtout par les recherches hématologiques de MM. Kelsch et Laveran, qu'on peut maintenant concevoir avec netteté la pathogénie de ces lésions et relier par une interprétation logique le résultat à la cause.

Et d'abord, un premier fait se dégage, précis, indiscutable, des études de MM. Kelsch (1) et Lave-

---

(1) KELSCH, Contribution à l'anatomo-pathologie des maladies palustres (*Archives de Physiologie*, 1875 et 1876, *et Archives générales de Médecine*, 1880).

ran (1): c'est qu'il existe chez les paludéens une altération caractéristique, constante, la *mélanémie*, c'est-à-dire la présence de pigment libre dans le sang ou renfermé dans les leucocytes.

Pour M. Laveran, cette altération est « aussi caractéristique, aussi spécifique que peut l'être l'altération des plaques de Peyer dans la fièvre typhoïde » ; et récemment encore, MM. Kelsch et Kiener (2), reprenant l'étude critique de cette question, après avoir démontré que la mélanémie est « constante dans les fièvres paludéennes », qu' « en dehors de la malaria on ne connaît aucune maladie, aucune intoxication produisant la mélanémie », concluaient en ces termes : « Dans l'état de nos connaissances, le pigment mélanémique peut donc être considéré comme un produit exclusif et caractéristique de la malaria. »

Ce caractère pathognomonique du paludisme a d'ailleurs été reconnu par les médecins italiens Tommasi-Crudeli et Marchiafava (3), et, pour ma part, je l'ai toujours constaté dans le sang des paludéens que j'ai examinés au Tonkin.

Or, si, dans les fièvres intermittentes simples, on rencontre le plus souvent du pigment dans la circulation générale (par exemple, dans le sang obtenu par la piqûre de la pulpe du doigt); si, dans les fièvres pernicieuses (4), on en trouve toujours dans

(1) Laveran, *Traité des fièvres palustres*, 1884, p. 61.
(2) Kelsch et Kiener, *Traité des maladies des pays chauds*, p. 402.
(3) Laveran, *loc. cit.*, p. 113.
(4) M. Kelsch a fait voir que, dans les accès fébriles, simples u

cette circulation, tandis qu'on n'en rencontre pas (à moins d'une complication ou d'une poussée fébrile accidentelle) dans les cas de cachexie, *on trouve toujours ce pigment, quelle que soit la forme de l'impaludation, dans le sang de la veine porte.*

C'est là un fait que les premières recherches de M. Kelsch permettaient de prévoir, qui a été confirmé d'ailleurs par M. Laveran pour le sang de la rate et que, pour ma part, j'ai pu observer avec une telle constance, qu'on peut affirmer que la lésion caractéristique, invariable du paludisme est la présence du pigment libre ou de leucocytes mélanifères dans le sang de la circulation porte.

Que conclure de ces faits, sinon que c'est dans le sang du système porte que paraissent s'élaborer les lésions fondamentales du paludisme, que le sang de la veine porte est le foyer, le milieu de culture de prédilection de l'agent pathogène, quel qu'il soit, de la maladie?

Or, cet état pathologique de la circulation porte

---

pernicieux, c'est en général après l'accès, lorsque la rate revient sur elle-même, que les leucocytes mélanifères apparaissent dans la circulation générale. Il en a conclu que, pendant l'accès, la rate retient les globules blancs à la manière d'un filtre, et il a montré qu'il suffisait de provoquer artificiellement le retrait de la rate, par exemple par l'électrisation, pour faire apparaître les leucocytes dans la circulation. Ce fait, dont nous avons maintes fois vérifié l'exactitude, s'observe également dans la fièvre continue palustre; dans ce cas, tantôt on rencontre, tantôt on ne rencontre pas de leucocytes mélanifères dans le sang de la pulpe du doigt, suivant que la rate est petite ou volumineuse. Mais, dans tous les cas, à l'autopsie, on les trouve en grand nombre dans le sang du système porte.

se traduit objectivement par la congestion, non seulement des vaisseaux de cette circulation, mais encore de tous les viscères qui en dépendent, la rate, le foie et les intestins.

Personne n'ignore, en effet, que la réplétion et la dilatation du système porte sont, dans les cas à évolution rapide, par exemple dans les accès pernicieux, les seules lésions macroscopiques qu'on rencontre à l'autopsie. D'autre part, si l'hypertrophie du foie et de la rate est constante chez les paludéens, comment admettre que le troisième viscère qui dépend de l'appareil porte, l'intestin, ne participât pas, comme les autres, à la congestion de cet appareil? Est-ce que l'augmentation de tension sanguine qui se fait dans la veine porte pendant les accès et dans leur intervalle ne doit pas se faire sentir aussi bien sur l'intestin que sur la rate et le foie?

En réalité, il en est ainsi, et Griesinger (1) l'avait bien vu quand il écrivait, à propos du paludisme : « Ses localisations sont indéterminées et multiples ; elles affectent de préférence la rate, puis le foie et la muqueuse intestinale. »

Dans l'impaludation aiguë, la détermination fluxionnaire qui accompagne l'accès fébrile se fait le plus ordinairement, ou du moins prédomine sur la rate et se traduit cliniquement par les phénomènes connus de douleur et de gonflement spléniques, — gonflement qui peut aller jusqu'à l'apoplexie et la rupture ; — mais la répétition fréquente de cette

____

(1) GRIESINGER, *loc. cit.*, p. 3.

détermination provoque à la longue une véritable splénite, qui, dans certains cas, arrive jusqu'à l'abcès (1).

La rate toutefois ne subit point seule l'effort congestif : le foie en reçoit également sa part, que témoignent, durant l'accès, le point de côté hépatique, parfois si douloureux, au niveau de l'échancrure du bord cartilagineux des fausses-côtes droites, un léger degré d'ictère et un léger gonflement du viscère. Mais, dans certains cas, ces phénomènes s'accusent davantage; la fluxion hépatique domine le tableau symptomatique et on a alors l'*accès bilieux*, si fréquent dans la région tropicale et caractérisé par sa trilogie symptomatique, l'ictère, les vomissements bilieux et la diarrhée bilieuse.

La participation du foie est, du reste, la règle dans les formes rémittente ou continue de la fièvre des pays chauds, où elle a donné longtemps lieu à la distinction des *fièvres bilieuses*. Or, comme pour la rate, la répétition des déterminations sur l'appareil biliaire peut aboutir, non seulement à une hypertrophie de l'organe qui se traduit d'abord par un excès de sécrétion (polycholie) et plus tard par de l'acholie, mais encore à l'hépatite diffuse et à la suppuration du foie (2).

(1) Villemin, *Recueil de mémoires de médecine militaire*, 1880, p. 457. Dereine et Bouffeu, *Archives médicales belges*, 1888, p. 224.

(2) Si cette hépatite paludéenne aboutit plus souvent que la splénite à la suppuration, cela tient uniquement à la susceptibilité plus grande du parenchyme hépatique, due à la présence de la bile et des canaux biliaires. Nous considérons donc l'hépatite sup-

Il en est de même pour l'intestin, quoique à un moindre degré.

Les relations vasculaires établies entre l'estomac et la rate par l'intermédiaire des *vasa breviora* font que, dans les régions tempérées où la rate est le siège principal des poussées congestives, ce sont presque exclusivement des phénomènes gastriques qui témoignent de l'atteinte secondaire de l'appareil digestif. La gastralgie, l'anorexie, les vomissements, l'embarras gastrique (et la constipation qui en est la consé-

purée comme un degré plus élevé ou plus aigu de l'hépatite paludéenne, ou plutôt comme une hépatite paludéenne à la faveur de laquelle les agents spécifiques de la suppuration ont envahi le tissu cellulaire du foie, et nous réserverions volontiers le nom d'*abcès du foie* à ces suppurations locales, circonscrites, qui accompagnent ordinairement la dysenterie et dont l'origine est très vraisemblablement embolique. En effet, à côté de ces abcès, décrits par Rouis, uniques ou multiples, mais nettement localisés, limités par une sorte de capsule pyogénique qui les sépare du reste normal du parenchyme hépatique, et qui représentent le type de l'infarctus ramolli et suppuré, on rencontre — et c'est principalement celles-là que nous avons observées au Tonkin — des infiltrations grisâtres, massives, sans limite distincte, de tout ou presque tout le parenchyme. Tout le tissu conjonctif interlobulaire participe alors à l'inflammation et semble injecté ou infiltré de pus bilieux ; en moins d'une semaine, d'énormes îlots de tissu hépatique, englobés dans cette fonte purulente, font au centre de la lésion un putrilage gangreneux qui nage dans le pus ; la paroi de l'abcès n'est souvent autre chose que la capsule même de Glisson, de telle sorte que, quand on vide cette poche d'un coup de bistouri, le foie tout entier semble se vider par la plaie. Telle est l'hépatite paludéenne, qu'on pourrait appeler le phlegmon diffus du foie et que nous avons malheureusement souvent rencontrée, à côté de la *fièvre des bois*, dans le Haut-Tonkin. Mais comme, dans ces régions du moins, la dysenterie elle-même a une origine paludéenne, il peut arriver que les deux formes de suppuration, l'abcès circonscrit et le phlegmon diffus, se rencontrent sur le même malade.

quence), sont les troubles ordinaires qui accompagnent la fièvre intermittente.

Mais il est loin d'en être ainsi dans la région tropicale. Au Tonkin, par exemple, nous avons noté la diarrhée dans 26 pour 100 des cas de fièvres palustres que nous avons observés. Dans les fièvres rémittentes et continues, la proportion est plus forte encore, car Grall (1) note la diarrhée, à l'hôpital d'Hanoï, « dans près de la moitié des cas de fièvre rémittente du début de l'impaludisme. »

En outre, du côté de l'estomac, on observe des *douleurs épigastriques* d'une violence parfois intolérable, ou des *vomissements* dont l'intensité et la continuité empêchent non seulement toute alimentation, mais même toute médication. L'intolérance gastrique peut être telle, en effet, qu'il faille recourir, pour sauver le malade, à l'administration de la quinine par la voie sous-cutanée.

Du côté de l'intestin, c'est une *diarrhée bilieuse* profuse qui augmente encore l'épuisement des malades.

Mais, en outre, dans certains cas, ces manifestations contingentes de l'impaludation aiguë peuvent prendre une importance telle que, dans le tableau symptomatique, elles occupent la place capitale et effacent ou laissent dans l'ombre les phénomènes ordinaires de l'accès fébrile. C'est ce qui se passe dans les modalités qu'on a appelées *pernicieuses* de l'accès

______

(1) GRALL, *Archives de médecine navale*, t. XLVI, p. 299.

paludéen, car la perniciosité, comme Corre (1) l'indique bien, n'implique pas l'intervention d'un facteur nouveau, étranger à la maladie, mais seulement l'exagération et la prédominance (grâce à l'intensité de l'intoxication ou à l'état morbide de l'organe) de tel ou tel phénomène dont l'ébauche existe déjà dans l'accès régulier.

Les accidents auxquels nous faisons allusion ici ont été soigneusement décrits et étudiés par Garnier (2) dans un travail récent, auquel nous renvoyons le lecteur ; mais cet auteur leur donne une étiologie complexe qu'il est inutile d'invoquer.

Tels sont les accès névralgiformes, connus sous le nom de *colique sèche des pays chauds*, et qu'on observe si fréquemment à la Guyane et en Indo-Chine (3), sortes d'attaques douloureuses, sans éva-

---

(1) Corre, *Traité clinique des maladies des pays chauds*, p. 354.

(2) Garnier, *Des manifestations gastriques, intestinales et gastro-intestinales du paludisme*, Thèse de Bordeaux, 1888.

(3) La négation du paludisme est si bien, chez MM. Bertrand et Fontan, le résultat d'une idée systématique — telle qu'ils en font le reproche à leurs adversaires, — que l'un d'eux l'exprime même à propos de la colique sèche (Bertrand, Éloge de A. Lefèvre, *Arch. de méd. navale*, 1886, t. XLV, p. 161). Certes, Lefèvre a rendu de grands services en démontrant que bon nombre d'accidents rapportés sous ce nom relevaient de l'intoxication saturnine; mais il est aujourd'hui impossible de conserver des doutes sur l'absolutisme erroné de sa doctrine (Voir Vidal, Thèse de Montpellier, 1863 ; Mondot, *Id.*, 1864 ; Roumieu, *Id.*, 1869 ; Pons, *Id.*, 1886 ; Garnier, Thèse de Bordeaux, 1888). Pour notre part, nous avons si souvent observé l'entéralgie palustre pendant les colonnes du Haut-Tonkin, nous en avons si bien constaté, sauf quelques détails, l'identité symptomatique avec les descriptions de Lefèvre et de Fonssagrives, nous avons si inutilement, dans ces cas, recherché l'origine et les traces d'un empoisonnement plombique, et enfin nous avons obtenu des

cuations et sans fièvre, dont l'intensité n'est comparable qu'aux atteintes les plus atroces du *miserere* et qui, parfois pendant des heures, tordent les malades avec des cris et des gémissements. — Tels sont surtout les accidents congestifs, dont l'échelle de gravité va, des poussées de diarrhée bilieuse qui accompagnent l'accès, jusqu'à la gangrène de l'intestin et qui sont : la *diarrhée bilieuse*, la *diarrhée chotériforme* (accès pernicieux cholériforme), l'*entérite hémorrhagique* et l'*entérite gangreneuse* (accès pernicieux dysentériformes) (1).

Parfois, c'est l'estomac vers lequel s'accomplissent ces fluxions déréglées, et l'on peut voir alors, comme nous l'avons observé sur un de nos confrères de la marine, à Lao-Kay, de véritables hématémèses au cours de l'accès fébrile; mais, le plus souvent, c'est l'intestin grêle ou le gros intestin qui sont atteints. En tous cas, la nature paludéenne de ces divers accidents n'est pas contestable. J'ai eu l'occasion de la vérifier sur moi-même, par l'examen microscopique du sang, au cours d'une entérite hémorrhagique dont

succès si rapides et si complets par la simple médication quinique, que nous serions tenté de renverser la formule de Lefèvre et de croire qu'*à terre* — nous ne prétendons pas juger la question à bord des navires — presque tous, sinon tous les cas de colique sèche sont justiciables de la quinine. J'ajoute que les troupes sur lesquelles j'ai observé ces accidents, tirailleurs algériens, légion étrangère et tirailleurs tonkinois (car les indigènes n'en sont pas indemnes), n'avaient que fort peu séjourné à bord des navires et qu'on ne pouvait songer, chez elles, à la possibilité d'un saturnisme latent.

(1) Jousset, *De la fièvre intermittente et de la forme dysentérique, l'une de ses manifestations*, Thèse de Paris, 1872.

je fus atteint à Lao-Kay. Je l'ai vérifiée encore maintes fois sur mes malades, et c'est bien là l'indiscutable témoignage de la congestion que subit l'intestin dans le paludisme aigu.

Les choses ne se passent pas différemment dans l'impaludation chronique.

Comme la rate peut, en l'absence de toute manifestation fébrile aiguë, s'hypertrophier chroniquement sous l'action irritante du sang de la veine porte et arriver silencieusement à ces énormes augmentations de volume qu'on observe dans la cachexie, ainsi le foie peut devenir le siège d'une hyperplasie conjonctive lente, ainsi l'intestin peut subir des altérations silencieuses qui, anatomiquement, se traduisent par une abondante production de tissu embryonnaire dans sa muqueuse et cliniquement par des symptômes de dyspepsie, de dysenterie et de diarrhée chronique.

A la vérité, ce n'est pas toujours ainsi, comme on le verra, que débute la diarrhée de Cochinchine ; mais la notion de ce processus pathogénique n'avait pas échappé à Griesinger, quand il écrivait : « Le catarrhe gastro-intestinal chronique est très fréquemment une des manifestations partielles de la cachexie palustre (1). »

Car il ne faut pas croire que ces lésions viscérales paludéennes, alors même qu'elles se sont établies silencieusement, comme dans le cas de la cachexie

____

(1) GRIESINGER, *loc. cit.*, p. 47.

d'emblée, demeurent toujours silencieuses et ne dépassent que rarement le degré d'inflammation qui aboutit à l'hyperplasie simple ou à la sclérose. Bien au contraire, le paludisme est, par excellence, la diathèse des suppurations. Il semble qu'il crée dans l'organisme les conditions les plus favorables à l'évolution des autres germes morbides, en particulier des agents de la suppuration. De là cette fréquence extraordinaire des suppurations, abcès, furoncles, etc., dans la convalescence des fièvres palustres, et, dans les formes graves du paludisme, d'accidents inconnus en Europe, tels que phlegmons, myosites, parotidites et périostites suppurées ; de là, dans les organes que leur structure ou leurs fonctions, exposent particulièrement à des infections secondaires, tels que le foie et l'intestin, des complications inflammatoires graves, des poussées intenses de prolifération embryonnaire, aboutissant à l'infarctus et à la gangrène ; de là l'hépatite suppurée et la dysenterie aiguë, qui ne sont l'une et l'autre que le phlegmon du foie et de l'intestin.

Nous nous sommes étendu longuement, trop longuement peut-être pour le cadre de cette étude, sur la pathogénie des accidents intestinaux dans le paludisme. Mais ces développements étaient nécessaires pour faire voir que des accidents en apparence très divers et très éloignés se relient par une chaîne continue et dérivent tous d'un processus uniforme, qu'il existe une entérite au même titre qu'une hépatite ou une splénite paludéennes et que la diarrhée

de Cochinchine n'est qu'une modalité d'expression de
cette entérite (1).

Voyons maintenant quelle est la valeur des objections qui ont été soulevées contre l'étiologie paludéenne de la diarrhée de Cochinchine.

Première objection. — S'il faut en croire Roux (2),
« on a vu plus d'une fois la diarrhée éclater chez des
Européens récemment arrivés en Cochinchine, et
après quelques jours d'habitation seulement... D'autres Européens, après un séjour très court (quinze à
vingt jours seulement) en Cochinchine, quittent la
colonie bien portants, et ce n'est qu'à leur arrivée en
France, c'est-à-dire après une traversée de quarante-
cinq jours, pendant laquelle ils n'ont éprouvé aucun
malaise, que la maladie éclate. »

Des faits de cette nature ont été signalés, en effet,
mais seulement à titre exceptionnel par quelques
auteurs. Ainsi Fayrer (3) fait observer que ce n'est
généralement qu' « après un séjour de plusieurs

(1) L'observation caractéristique de Cassan, rapportée par Bonnet
et si souvent citée depuis, démontre bien la pathogénie commune
de ces accidents, en apparence si divers : sur 28 soldats employés
au défrichement d'un marais tropical, 16 sont frappés de fièvre
pernicieuse, 3 de choléra (accès pernicieux cholériforme), 5 de
dysenterie et 4 de fièvre adynamique avec ictère (rémittente
bilieuse) (Bonnet, *Traité des fièvres intermittentes*, 2ᵉ édition ; Paris,
1853). — Par contre, de Rochas signale qu'en Nouvelle-Calédonie,
où la fièvre intermittente n'existe pas, il n'y a ni dysenterie épidémique ni hépatite.

(2) F. Roux, *Traité pratique des maladies des pays chauds*, t. II,
p. 120.

(3) Fayrer, *Tropical dysentery and chronic diar hœ* ; London,
1881, p. 136.

années dans les pays chauds » que les Européens contractent la diarrhée chronique, et MM. Bertrand et Fontan (1), adversaires convaincus du paludisme, déclarent : « Il ne saurait être question d'acclimatement en matière d'entéro-colite chronique des pays chauds, car, s'il est vrai qu'une station de *deux ou trois septenaires* dans des localités, milieux d'endémicité redoutables, a suffi à quelques-uns pour contracter une entéro-colite parfois mortelle, il est certain, d'autre part, que la prédisposition augmente avec la durée du séjour. »

Ainsi, les conditions de réceptivité du paludisme et de la diarrhée de Cochinchine sont indentiques et, inversement à celles de la plupart des endémies tropicales, de la fièvre jaune et du choléra par exemple, s'accroissent avec la durée du séjour, ce qui plaide en faveur de leur parenté.

Mais il y a loin des deux ou trois semaines admises par MM. Bertrand et Fontan aux *quelques jours* de M. Roux. Personne n'ignore qu'un séjour de deux semaines dans un foyer intense de paludisme est plus que suffisant, non seulement pour y contracter une impaludation, mais même pour y faire apparaître les accidents de cette impaludation. « La contamination palustre, dit Corre (2), se produit avec la rapidité des intoxications; des individus sont atteints de fièvres graves ou très rebelles après avoir traversé

---

(1) BERTRAND et FONTAN, De l'entéro-colite chronique endémique des pays chauds (*Arch. de méd. navale*, 1886, t. XLVI, p. 354).
(2) CORRE, *Traité clinique des maladies des pays chauds*, p. 306.

un marécage de médiocre étendue, séjourné pendant quelques heures de nuit sous le vent d'un foyer. » Mais, ajoute-t-il, « l'empoisonnement peut demeurer latent jusqu'au moment d'un changement de milieu. »

Ainsi, on a vu des fièvres de première invasion n'éclater que plusieurs mois après le départ du foyer où elles avaient été contractées (Dutrouleau). Sans admettre des incubations de dix-huit mois, comme Boudin, M. Vallin a cité des faits dans lesquels cette période latente a atteint dix mois (1).

Comment, dès lors, puisqu'il a suffi de quelques heures pour contracter l'impaludation et puisque les manifestations n'ont pu en apparaître que plusieurs mois après, comment ne pas admettre la possibilité de faits semblables à ceux que rapporte M. Roux, et comment n'y pas voir, au contraire, une preuve en faveur de l'origine paludéenne de la diarrhée ?

Ce qui a trompé les auteurs, ce sont les faits, en apparence inexplicables, de diarrhées contractées et apparues immédiatement en Cochinchine, comme celui de MM. Bertrand et Fontan (2) : « Deux de nos confrères de la marine, disent-ils, embarqués sur le même transport que l'un de nous, ont été pris d'une *diarrhée rebelle* pour avoir dormi la nuit, en rade de Saïgon, le sabord de leur chambre ouvert, les persiennes mobiles en place, rabattues. »

Mais à ce fait il est aisé de répondre : d'abord, que

(1) VALLIN, Note à la traduction de GRIESINGER, p. 24.
(2) BERTRAND et FONTAN, *loc. cit.* (*Arch. de méd. navale*, 1886, t. XLVI, p. 354, note).

rien ne prouve que ces deux médecins ne fussent déjà impaludés; ensuite, qu'il n'est pas démontré que l'intoxication palustre ne puisse avoir cette rapidité d'évolution; enfin, qu'il s'agissait dans ce cas, comme dans les faits analogues qui ont été cités, non pas de diarrhées de Cochinchine, mais de diarrhées rebelles, ce qui est tout différent. En France même, il n'est pas rare de constater des diarrhées d'une certaine durée, contractées dans des conditions identiques à celles que rapportent MM. Bertrand et Fontan.

Deuxième objection. — Dans certains pays où se rencontre la diarrhée chronique, par exemple dans l'Inde, cette affection est aussi fréquente à certaines altitudes que dans la zone littorale et dans les plaines basses et marécageuses du delta du Gange (F. Roux). Moore affirme même que cette affection s'observe, le plus souvent, dans la région montagneuse, — d'où les noms de *diarrhée de montagne (Hill diarrhæa)* et de *courante de Simla (Simla trots)*, sous lesquels elle a été longtemps désignée dans l'Inde (1). — On en a conclu qu'elle se comportait à l'inverse du paludisme et que, par conséquent, elle ne pouvait avoir une étiologie paludéenne.

Mais, d'une part, Moore a soin d'expliquer que ce n'est pas seulement à Simla qu'on observe cette diarrhée, mais que Simla ayant été la première des

____

(1) W.-J. Moore, *Diseases of India*, 1886, 2e édition, p. 167. — Simla est l'une des garnisons élevées du versant méridional de l'Himalaya. — On a appelé aussi la diarrhée des Indes *diarrhée blanche.*

stations du massif himalayen qui reçût une garnison
assez considérable, c'est sur ce point qu'on observa
les premières atteintes de la diarrhée chronique,
aujourd'hui si généralisée dans toute la région de
l'Himalaya qu'il est peu de personnes, et des mieux
portantes, qui n'en ressentent l'atteinte (Grant).

D'autre part, si, dans la zone tempérée et dans la
région prétropicale, les altitudes de 1,000 à
2,000 mètres sont généralement indemnes de paludisme, ou du moins si le paludisme y est moins grave
et moins généralisé que dans les plaines basses, il
est loin d'en être de même dans la région tropicale,
et particulièrement en Indo-Chine.

Les fièvres continues palustres qu'on observe dans
les régions élevées et boisées de l'Indo-Chine et du
Tonkin (*fièvres des bois*) ont une fréquence et une
gravité autrement grandes que sur le littoral ou que
dans les deltas du fleuve Rouge et du Donnaï, et
témoignent de l'intensité des émanations fébrigènes
des foyers montagneux. Il en est de même dans
l'Inde, où la *fièvre des jungles* fait de si grands
ravages, particulièrement dans le Mysore ; de même
au Mexique, dans la région des Hautes-Terres (Coindet);
de même dans le Yunnan et dans tout le versant
oriental du Thibet, où, malgré une altitude moyenne
de 2,000 mètres, le paludisme cause une effroyable
mortalité et suspend pendant une partie de l'année
les transactions commerciales (1). Enfin, dans l'Inde
même, les gradins inférieurs de l'Himalaya, la région

(1) E. Rocher, *La province chinoise du Yunnan;* Paris, 1879.

de Simla, les bandes de terrain désignées sous les noms de *teraï*, *bhaver* et *doun* sont d'une insalubrité telle, grâce à l'*aoual* (malaria), que les voyageurs les traversent au galop de leurs montures et qu' « on cite de nombreux exemples d'Anglais ayant succombé aux fièvres contractées dans la rapide traversée du teraï (1) ».

L'argument tiré de la fréquence de la diarrhée dans ces régions aurait donc une valeur contraire à celle qu'on lui attribue.

Troisième objection. — M. Roux estime encore qu'une « preuve décisive » de l'indépendance relative du paludisme et de la diarrhée chronique est fournie par l'inefficacité du sulfate de quinine dans le traitement de cette dernière affection.

Nous pourrions lui répondre que ce même argument a servi à certains auteurs à contester la nature paludéenne de la fièvre rémittente (quoique celle-ci ne soit guère contestable), uniquement parce qu'ils ne prescrivaient pas la quinine à dose assez élevée. Mais, dans le cas actuel, la quinine n'est nullement inefficace, du moins quand on la prescrit au début de la maladie, dans ces diarrhées bilieuses, passagères ou rebelles, qui sont la première étape de la diarrhée de Cochinchine et dont la quinine associée à l'opium constitue le traitement par excellence. Mais, si l'on attend que des lésions définitives se soient produites dans l'intestin, que la prolifération embryonnaire de la

---

(1) E. Reclus, *Géographie universelle*, t. VIII, p. 57.

muqueuse ait étouffé, détruit et éliminé ses éléments
propres, que du tissu de cicatrice se soit substitué
aux glandes de Lieberkühn, évidemment alors on
aura beau administrer de la quinine, on n'obtiendra
pas plus de résultats que lorsqu'on prescrit du mercure
ou de l'iodure de potassium dans la période regressive
de la syphilis tertiaire. C'est une semblable erreur
de raisonnement qui a fait nier la nature syphilitique
de certains accidents viscéraux, tels que le rétrécissement du rectum et le tabes dorsal syphilitiques.

La preuve n'est donc pas décisive. Elle l'est si peu
que M. Roux a soin d'ajouter : « Malheureusement,
nous n'avons pas entre les mains un assez grand
nombre de documents précis pour nier d'une façon
catégorique le rôle du paludisme dans la diarrhée
chronique, mais j'en ai dit assez pour montrer avec
quelle réserve il faut se prononcer. »

Quant à MM. Bertrand et Fontan, leur argumen-
tation consiste surtout à discuter certaines assertions,
d'ailleurs problématiques, de la thèse de M. Baissade (1), sans apporter aucune lumière précise,
aucun fait nouveau dans le débat. M. Baissade, par
exemple, raconte qu'un médecin de la marine aurait,
en rade de Saïgon, préservé l'équipage de son navire
par l'administration préventive du sulfate de quinine.
MM. Bertrand et Fontan, sur la foi d'un autre
médecin, le docteur Kieffer, répondent que le
sulfate de quinine a été administré parallèlement à

____

(1) Baissade, *loc. cit.*, Thèse de Montpellier, 1876.

l'acide arsénieux à faible dose, et que ces deux agents se seraient montrés également actifs, non seulement contre la diarrhée à Saïgon, mais même contre la fièvre jaune aux Antilles. Ce n'est point là une réponse. Mais, à la vérité, M. Baissade eût pu mieux choisir ses arguments. Nous lui abandonnons volontiers celui qu'il tire de l'action prophylactique du traitement mercuriel, car, en Tunisie et au Tonkin, nous avons vu journellement des syphilitiques en traitement présenter les formes les plus graves de l'impaludation.

En réalité, il n'y a que deux arguments sérieux contre l'étiologie paludéenne de la diarrhée de Cochinchine, et ces deux arguments ont servi de cheval de bataille à tous les adversaires de la doctrine. Nous les exposerons et, après les avoir discutés, nous ne désespérons pas d'avoir montré qu'ils reposent eux-mêmes sur une base des plus fragiles.

Quatrième objection. — Le premier de ces arguments peut être ainsi formulé : si la diarrhée de Cochinchine n'est qu'une entérite palustre, c'est-à-dire une manifestation banale de l'empoisonnement malarien, pourquoi ne l'observe-t-on pas dans tous les foyers de paludisme avec la même fréquence qu'en Indo-Chine?

L'argument a de la valeur, mais est-il bien justifié?

On a admis, il est vrai, et on admet encore que des localités palustres situées sous une latitude très voisine et jouissant de conditions climatériques peu différentes, comme, par exemple, Formose et le Japon, offrent à la diarrhée chronique une aptitude très différente.

Cependant, au fur et à mesure que la pathologie des régions palustres intertropicales nous est mieux connue, le domaine géographique de la diarrhée chronique s'étend davantage. Nous avons vu que, dans l'Inde, elle était des plus répandues (Fayrer, Moore); au Tonkin, malgré les présomptions de Maget (1) et de Grall (2), nous l'avons fréquemment observée; en Chine et à Formose, elle règne à l'état endémique sous le nom de *sprue* (Laure, Nelson, Manson, Fayrer, etc.); elle est un véritable fléau dans l'archipel malais (van Leent, van der Burg); Campet (3) l'avait déjà décrite, au commencement du siècle, à la Guyane; Rufz de Lavison l'a observée aux Antilles; elle est endémique au Mexique (Coindet) et au Brésil (da Luz); enfin, on la rencontre au Sénégal (Bertrand et Fontan) et même en Algérie (J. Perrier). Rien ne prouve qu'on ne l'observera point ailleurs.

Mais les seules stations tropicales dans lesquelles il soit certain que la diarrhée chronique n'existe pas, du moins à l'état endémique, sont celles précisément où le paludisme, grâce à une constitution particulière du sol (absence de sous-sol imperméable), n'existe pas, telle Port-Saïd, en Égypte, qui est bâtie sur du sable pur (4), Obock et quelques archipels polyné-

(1) MAGET, *Archives de médecine navale*, 1881.

(2) GRALL, *Archives de médecine navale*, 1886.

(3) P. CAMPET, *Traité pratique des maladies graves des pays chauds;* Paris, an X, p. 286.

(4) FRIOCOURT, *Archives de Médecine navale*, septembre 1884.

siens, dont le squelette est formé par des roches madréporiques poreuses ou qui sont ventilés sans cesse par des courants d'air (1).

D'ailleurs, est-ce que la localisation ou la prédominance de la diarrhée chronique en certains foyers de paludisme pourrait démontrer que l'affection n'est pas paludéenne ? — Non certes, c'est le contraire qui le démontrerait, si, par exemple, cette maladie s'observait en des localités indemnes de paludisme.

Personne n'ignore enfin que les manifestations du paludisme revêtent presque toujours, par suite de conditions que nous connaissons mal, mais dont nous constatons la résultante, un caractère régional (2). C'est ainsi que les formes tierce et quarte de la fièvre intermittente dominent au nord de la zone tempérée, tandis que la fièvre rémittente ou continue palustre y est presque inconnue, que la tendance à la continuité dans le type fébrile augmente au fur et à mesure qu'on s'avance vers l'équateur, que les complications

____

(1) Marchandou, *Obock et son territoire*, Thèse de Bordeaux, 1888. Sur les archipels polynésiens, voir les travaux déjà anciens de Bourgarel, de Rochas, J. Scott, Thomson, Galleband, etc. et la thèse récente de W. Borius (*Contrib. à l'étude médicale de la Nouvelle-Calédonie*; Montpellier, 1887). Cependant, bon nombre de ces archipels n'échappent pas aux conditions communes des sols tropicaux, par exemple les Nouvelles-Hébrides, où « l'impaludisme domine la scène nosologique. » (Gaillard, *Essai sur la topogr. méd. des Nouvelles-Hébrides*; Thèse de Bordeaux, 1888).

(2) La température est celle de ces conditions qui semble avoir l'influence la plus accusée, mais elle n'est point la seule. Voir, à ce sujet, l'essai d'interprétation qu'a donné M. Corre des facteurs contingents de l'impaludation. Corre, *Traité clin. des mal. des pays chauds*, p. 354.

pernicieuses sont l'apanage presque exclusif de certaines localités palustres. Et, dans les grands foyers mêmes du paludisme intertropical, ne sait-on pas que l'expression symptomatique de l'empoisonnement varie d'une contrée à l'autre, que la fièvre bilieuse hématurique, par exemple, si fréquente en Afrique, est presque inconnue en Asie, que l'accès pernicieux cholériforme, au contraire, si fréquent en Indo-Chine, est rare au Sénégal?

Peut-être faut-il demander l'explication de ces singularités à des phénomènes d'hybridité morbide, à des associations pathologiques analogues aux associations microbiennes récemment décrites et consistant en la superposition ou la combinaison d'un élément étranger, endémique ou banal, à l'impaludation initiale. Ces associations, dans lesquelles l'un des facteurs est fixe, spécifique, et l'autre est variable, contingent, n'ont rien d'exceptionnel en médecine, car elles sont la cause et la raison de ce qu'on a appelé les *Constitutions médicales*. Elles sont d'autant plus fréquentes dans le paludisme que cette infection se prête admirablement à l'hybridité et prépare merveilleusement le terrain à des infections secondaires (exemple : la tuberculose, la syphilis, le rhumatisme, le choléra, la fièvre typhoïde, etc.).

Il ne nous répugne point d'admettre, en conséquence, que la diarrhée chronique soit une modalité de l'intoxication tellurique spéciale à certains foyers d'une intensité fébrigène toute particulière et où règne un ensemble de conditions particulièrement favorable au développement de la diarrhée, tels que l'Indo-Chine. Cette affection représenterait donc, soit un des degrés les plus élevés, soit une des formes d'hybridité les plus nettement caractérisées de l'impaludation, et il faudrait s'attendre à la voir diminuer de fréquence et même disparaître au fur et à mesure que les conditions d'insalubrité de ces foyers viendront elles-mêmes à s'atténuer ou à disparaître.

C'est là, du reste, une conclusion qui n'a rien d'hypothétique.

Elle se vérifie tous les jours pour la Cochinchine, où les *cas types* de diarrhée chronique diminuent si rapidement de fréquence que MM. Bertrand et Fontan (1) ont pu dire qu'ils étaient devenus « presque une rareté » à l'hôpital de Saint-Mandrier.

Cinquième objection. — Le dernier argument a été formulé de la sorte : si la diarrhée de Cochinchine était une conséquence de l'impaludation, elle ne devrait se manifester que chez des individus qui ont déjà subi les premières manifestations du paludisme ; or, s'il est vrai que, dans la majorité des cas, elle ne s'établit qu'après un ou plusieurs accès de fièvre paludéenne, elle s'observe aussi chez des personnes qui n'ont jamais présenté d'accidents fébriles.

Cette objection, à laquelle Fayrer et Ewart eux-mêmes accordent une grande valeur, ne serait admissible que s'il était démontré que la fièvre palustre nécessairement le point de départ, la première est

____

(1) Bertrand et Fontan, *loc. cit.* (*Arch. de Méd. navale*, t. XLVI, p. 372, note).

étape de l'impaludation. Or, il est loin d'en être ainsi.

Presque tous les auteurs, et Griesinger en particulier, ont signalé des cas de cachexie palustre *d'emblée*, c'est-à-dire dans lesquels des altérations viscérales considérables ont pu s'établir silencieusement, ou du moins n'ont été précédées d'aucun accident fébrile, d'aucune manifestation aiguë trahissant la marche progressive de l'intoxication.

Bien plus, c'est habituellement de la sorte que procède l'impaludation chez les indigènes. Ceux-ci en arrivent souvent aux degrés les plus avancés de la cachexie sans avoir jamais eu de fièvre, et ce n'est que lorsqu'on vient à les déplacer, à les soustraire à leur milieu habituel, qu'on voit éclater chez eux, avec plus de violence alors que chez les étrangers, les accidents aigus de la maladie.

Il semble donc que la résidence prolongée dans les foyers de paludisme crée pour l'organisme, non pas un acclimatement, mais une sorte de tolérance à l'égard des manifestations aiguës, tolérance à l'abri de laquelle peuvent évoluer les lésions les plus graves. La diarrhée chronique fait partie de ces lésions. C'est ce qui explique, du reste, que la plupart, sinon la totalité, des indigènes du littoral méridional de la Chine (comme Laure l'a constaté en 1859) soient atteints de diarrhée chronique.

On a cru pendant longtemps que la funeste habitude de fumer l'opium était, pour les habitants de ce pays, un vice analogue à celui du tabac chez les Européens. Il n'en est rien cependant. C'est parce que l'opium

est le traitement par excellence des flux intestinaux
de ces régions que, peu à peu, se sont introduits chez les
indigènes l'habitude et l'abus de ce dangereux médicament. D'ailleurs, dans la Chine du Nord et au Japon,
où le paludisme est loin d'atteindre la fréquence et
la gravité qu'il a vers le sud, on ne fume pas d'opium,
de telle sorte que la limite géographique de ce vice
coïncide exactement avec la répartition territoriale
du *sprue* (diarrhée chronique du sud de la Chine) ou
de la diarrhée de Cochinchine et que sa généralisation
témoigne aussi de la généralisation de la diarrhée (1).

Il peut en être de même chez les Européens. Parfois, ils échappent aux manifestations initiales aiguës
du paludisme et, au bout de quelques années ou quelques mois de séjour en Cochinchine, ils présentent les
signes d'une diarrhée chronique silencieusement développée et parfois incurable. Mais, pour comprendre
ce fait, il importe de se faire une idée très nette
de la façon dont se fait l'imprégnation paludéenne.

Ce n'est pas, en effet, du jour seulement où éclate un
accès de fièvre que le malade est en puissance de paludisme, que l'*état malarien* est constitué. Non — et
c'est ce qui explique la discordance des opinions

(1) C'est probablement aussi parce que le paludisme dominait alors
toute la pathologie européenne que Paracelse fit de l'opium une
panacée universelle et que Sydenham prononça son fameux mot :
Sans l'opium, il faudrait renoncer à la médecine. » Les ports de
l'Angleterre et de la Hollande recevaient, d'ailleurs à cette époque,
un grand nombre de marins qui rapportaient des colonies des
diarrhées bilieuses et des flux intestinaux chroniques, ce qui explique
la connaissance qu'eurent Morton, Bontius, Boerhave, etc., des
formes graves du paludisme et de leur traitement.

quand il s'est agi de fixer la durée de l'incubation de la fièvre palustre (de six jours à dix-huit mois); — c'est du jour où l'Européen a mis le pied sur un sol palustre que l'intoxication a commencé.

A partir de ce moment, l'impaludation suit une marche plus ou moins rapide, mais toujours ascendante; avec elle, il n'y a pas d'acclimatement, il n'y a que des modes divers de réaction individuelle; et, si l'on constate des résistances variables à l'imprégnation dépendant de la race, de l'âge, du tempérament, de l'hygiène, etc., ces résistances se traduisent simplement par un retard dans la marche du processus, jamais par la création d'une immunité.

En général, cette imprégnation silencieuse, qu'on pourrait appeler la période non pas d'incubation, mais d'*impaludation latente*, aboutit rapidement, soit par suite d'une sorte de saturation, soit plutôt par l'intervention d'un facteur nouveau accidentel qui vient rompre momentanément l'équilibre organique (comme un traumatisme, un embarras gastrique, une insolation, une fatigue, un refroidissement), à une explosion fébrile, à l'accès de fièvre qui dévoile l'intoxication. L'impaludation latente est alors devenue manifeste; mais l'explosion n'est point nécessaire, elle manque souvent et des altérations définitives, la diarrhée chronique, la cachexie même, peuvent être les premières manifestations extérieures de l'empoisonnement.

Premières n'est cependant pas le mot, car, avant l'établissement de ces altérations, l'organisme a déjà subi une série de modifications constitutionnelles qui trahissaient, pour un œil exercé, les progrès de l'imprégnation malarienne et dont la diarrhée chronique et la cachexie ne sont que les derniers termes.

Ces modifications sont la résultante de ce que nous avons appelé l'*impaludation latente*.

Nous ne prétendons point attirer les premiers l'attention sur l'ensemble de changements plus ou moins accusés que subit la constitution de l'Européen dans les régions tropicales. Ces phénomènes ont une telle constance qu'ils ont été notés et décrits par tous les observateurs ; mais on leur a attribué une étiologie banale, au lieu de les considérer comme le résultat de l'empoisonnement malarien ; aussi n'a-t-on généralement accordé qu'une médiocre importance à leur étude.

Nous avons insisté plus haut sur l'insuffisance des formules étiologiques, le *climat*, la *chaleur*, l'*endémicité tropicale*, appliquées à ces phénomènes. Cependant, le trouble profond que subit l'organisme entier, la similitude que présentent ces accidents avec ceux de certaines intoxications chroniques — par exemple l'alcoolisme ou la syphilis — eussent déjà dû éveiller l'attention et faire comprendre qu'il ne s'agissait point là de phénomènes accidentels, mais de l'expression symptomatique de profondes modifications sanguines.

Le plus connu et le plus marqué de ces phénomènes est l'*anémie* dite *anémie coloniale*, *anémie intertropicale, cachexie africaine, chlorose d'Égypte*, etc. Elle se traduit anatomiquement par la diminution du chiffre des globules rouges du sang et de leur richesse en hémoglobine, cliniquement par la pâleur des téguments, l'amaigrissement, les bruits de souffle, la diminution de la force physique et de l'énergie, la facilité de la fatigue, la tendance à l'essoufflement, etc. Elle est plus ou moins marquée, plus ou moins rapide, suivant les cas, peut même passer inaperçue, mais s'accompagne toujours de phénomènes qui trahissent son origine infectieuse, à savoir : la facilité de la transpiration, la fréquence de la céphalalgie vespérale et un état cérébral particulier sur lequel M. Nicolas attirait l'attention (1). En effet, il suffit dans cet état de quelques minutes d'exposition au soleil, d'une fatigue physique parfois très modérée, pour éveiller une céphalalgie peu intense, mais persistante ; en outre, les malades accusent un mélange de dépression et d'excitation cérébrales qui se traduisent par la diminution de la mémoire, l'impuissance des efforts intellectuels, la somnolence et par l'insomnie et l'agitation nocturnes. Ce ne sont point là, on en conviendra, des phénomènes communs aux anémies ordinaires.

Du reste, l'altération du sang, dans cette période d'impaludation latente, se trahit directement par la *pigmentation* de la peau. Les téguments revêtent, même chez ceux qui ne s'exposent point au soleil, cette teinte bistrée spéciale, mate, qui est la caractéristique du séjour sous les tropiques. L'excès de fonctionnement des glandes sudoripares, se surajoutant

(1) A. NICOLAS, *L'hygiène dans l'isthme de Panama*. Académie de Médecine, 25 mai 1886.

à l'anémie, aboutit, de son côté, à d'autres altérations, telles que l'amincissement et la fragilité des ongles, l'apparition fréquente d'éruptions sudorales, de furoncles et parfois d'ulcérations rebelles qui laissent à leur place des cicatrices pigmentées.

Mais c'est principalement du côté de l'appareil digestif qu'on note les modifications les plus accentuées. L'appétit, au bout d'un certain temps de séjour sous les tropiques, diminue et se perd ; de là, la nécessité de le stimuler et l'abus qui se fait, dans ces pays, des épices et des condiments violents ; de là aussi la dyspepsie si fréquente des anciens coloniaux. La langue est souvent saburrale, surtout le matin, au réveil ; la soif, excitée encore par la transpiration, est parfois permanente ; quelquefois il existe de la constipation, plus souvent de la diarrhée. Nous verrons plus loin, au chapitre *Symptomatologie*, les caractères spéciaux de cette diarrhée. La rate est souvent hypertrophiée. Le foie surtout participe à cette perturbation de l'appareil digestif ; il n'est pas rare, même en l'absence de tout accès de fièvre antérieur, de le trouver à la palpation débordant plus ou moins les fausses-côtes, et fréquemment une légère coloration jaunâtre des conjonctives, des vomissements ou des flux bilieux témoignent de l'atteinte de l'appareil biliaire.

L'urine a souvent les caractères désignés par M. Verneuil sous le nom d'*urines rosaciques*.

Enfin, cet état pathologique est fréquemment traversé par des accidents plus significatifs, par des poussées de stomatite aphteuse, par des vomissements, par des frissonnements ou des mouvements fébriles passagers qui, sans en arriver à l'accès paludéen confirmé, n'indiquent pas moins la présence du poison dans l'organisme.

En effet, cet état maladif, dont l'anémie et les poussées diarrhéiques sont la caractéristique principale, et qui précède toujours, parfois longtemps, l'établissement définitif de la diarrhée chronique, n'est autre chose qu'une impaludation. Nous en avons eu la preuve fortuitement, au Tonkin, dans deux autopsies de jeunes soldats, morts tous deux de mort violente, sans avoir jamais été atteints de fièvre paludéenne.

Il s'agissait, dans le premier cas, d'un soldat d'artillerie depuis huit mois au Tonkin et qui n'avait eu d'autre maladie qu'une attaque de choléra épidémique, de laquelle il avait guéri. Cet homme se suicida d'un coup de feu. — Dans le second cas, il s'agissait d'un sous-officier qui n'avait jamais eu d'accès de fièvre et qui succomba à un coup de feu de la carotide. — Préoccupé de la recherche des altérations du sang dans le paludisme, j'eus l'idée d'examiner, comme terme de comparaison, le sang des viscères de ces deux hommes, et, à mon grand étonnement, je constatai que, tandis que le sang de la circulation générale ne présentait rien d'anormal, le sang de la veine porte, chez ces deux hommes, renfermait des leucocytes mélanifères comme le sang des paludéens.

Ma première idée fut de penser, devant ce résultat

imprévu, que, contrairement à l'opinion des anatomo-pathologistes, la mélanémie n'était point une altération caractéristique du paludisme ; mais depuis, en constatant la présence habituelle du pigment dans le sang de la veine porte dans les autopsies ultérieures, en songeant que, dans la fièvre palustre elle-même, le pigment n'apparaît dans la circulation générale qu'au moment de l'accès, tandis qu'il se rencontre toujours dans la circulation porte, en observant mieux la genèse des accidents paludéens et en concevant plus nettement le mécanisme de l'impaludation, j'en vins à comprendre que l'intoxication existe déjà lorsque les accidents fébriles éclatent et que les manifestations bruyantes du paludisme sont précédées d'une période silencieuse, d'une impaludation latente dont la mélanémie est le témoignage et dont les divers troubles attribués au climat constituent les symptômes.

C'est là une notion facile à vérifier dorénavant, mais qui, croyons-nous, ne pourra être contestée. Cette notion, du reste, n'est pas nouvelle. Bien des auteurs déjà avaient admis l'existence de l'*état malarien* en dehors des manifestations tangibles de la malaria, et les observations récentes faites à l'isthme de Panama, par les docteurs Girerd et W. Nelson ont abouti à des conclusions identiques aux nôtres (1).

______

(1) L. GIRERD, *Des manifestations du paludisme sur les organes génitaux de l'homme;* Paris, 1884, préface, p. VIII. — W. NELSON, *Cinq ans à Panama:* Paris, 1890, p. 164. — M. Girerd donne comme caractéristique de l'impaludation l'état crénelé des globules rouges, altération simplement cadavérique (voir RANVIER, *Traité technique*

Quoi qu'il en soit, l'existence de cet état d'intoxication latente permet de concevoir nettement comment la diarrhée de Cochinchine peut s'établir chez des individus qui n'ont jamais eu de fièvre d'accès et qui n'en sont pas moins des paludéens avérés. Toutes les objections qui ont été soulevées contre la doctrine de l'étiologie palustre de la diarrhée chronique tombent donc devant l'analyse et rien n'empêche, dans l'état actuel de nos connaissances, d'admettre que cette entérite ne soit paludéenne au même titre que la splénite et que l'hépatite.

Il nous reste à prouver, dans un dernier ordre de faits, qu'il en est ainsi en réalité. Pour cela, et afin de donner plus de clarté à l'exposition de ces faits, nous les grouperons sous trois points de vue : étiologique, clinique et anatomo-pathologique.

d'histologie, p. 186), mais qui, dans les pays chauds et chez les paludéens, est beaucoup plus rapide et complète que dans nos climats. Cette réserve faite, la valeur des observations de Girerd demeure considérable. « Nous avons, dit-il, remarqué sa constance (de l'altération du sang) chez des personnes qui n'avaient eu aucune manifestation depuis de longues années, et, fait plus curieux encore, on l'observe également chez les individus qui vivent depuis quelque temps dans un pays à malaria, quoiqu'ils n'en aient encore ressenti aucune atteinte. » W. Nelson n'est pas moins affirmatif : « On peut dire de toute personne qui a séjourné un certain temps dans l'isthme de Panama qu'elle a le germe du paludisme dans le sang. Certains tempéraments ne contractent pas les fièvres tant qu'ils restent dans le pays ; mais ils ne sont pas plus tôt arrivés dans un climat tempéré que la maladie se déclare. La face blême et creuse des habitants indique suffisamment la présence du poison dans leur système. Il ne saurait en être autrement. » Nelson ajoute même que Girerd a pu constater, chez les ouvriers du canal, « la présence du bacille de la fièvre des marais » dans le sang au bout d'un mois de séjour dans l'isthme.

1° *Preuves étiologiques*. — Au point de vue étiologique, il est un fait qui saute aux yeux de prime abord. C'est que, si l'on se rapporte à ce que nous avons dit précédemment des localités où la diarrhée chronique est endémique, les régions de la zone intertropicale qui sont indemnes de cette affection sont celles précisément qui, en vertu de conditions spéciales du sol ou de l'atmosphère, sont le moins aptes à la production du paludisme, telles Port-Saïd, Obock, la Nouvelle-Calédonie, etc., tandis qu'au contraire les foyers les plus intenses de paludisme, comme la Chine méridionale, l'Indo-Chine, la Malaisie, l'Amérique centrale, etc., sont aussi les foyers de prédilection de la diarrhée.

Si donc cette affection ne se rencontre pas dans toutes les localités intertropicales, on peut dire du moins qu'elle n'existe jamais en dehors des sols paludéens.

En outre, si, sur certains points de la zone intertropicale où l'on observe cependant des fièvres palustres, la diarrhée chronique est relativement rare, cela tient, comme nous l'avons dit, à ce que ces points ne présentent pas l'intensité d'émanations fébrigènes des foyers du grand paludisme dont la diarrhée chronique est une des manifestations. En effet, là où existe la diarrhée, coexistent toujours, mélées et confondues avec elle, des affections qui représentent incontestablement les modalités les plus redoutables, les degrés les plus élevés dans l'échelle de gravité de l'infection palustre, tels l'abcès du foie, la dysenterie et l'accès pernicieux cholériforme. De l'identité de la répartition géographique de ces accidents, on est donc autorisé, sans trop de présomption, à conclure à l'identité de leurs conditions pathogéniques et, par induction, de leur nature.

Mais ce n'est pas tout. Les manifestations du paludisme subissent, comme on le sait, dans leur fréquence et leur gravité, des fluctuations en rapport avec l'assainissement du sol et l'hygiène individuelle. C'est ainsi que les conditions de guerre les multiplient, que la colonisation, au contraire, les atténue progressivement et les fait disparaître, que l'Algérie, par exemple, offre aujourd'hui une pathologie malarienne toute différente et incomparablement plus bénigne que celle de 1830 à 1840. Or, la diarrhée de Cochinchine trahit, à ce point de vue encore, son origine paludéenne. On a vu qu'elle avait considérablement diminué de fréquence et de gravité dans ces dernières années; Fournier (Thèse de Montpellier, 1864) note qu'en Cochinchine elle a principalement sévi sur les impaludés au retour de l'expédition de Go-Cong; en outre, les statistiques relevées par M. Eyssautier (1) sur les registres de l'hôpital de Saint-Mandrier, et reproduites par MM. Bertrand et Fontan (2), démontrent que, de 1860 à 1874, le chiffre des décès par diarrhée de Cochinchine a subi des oscillations exactement parallèles aux conditions d'activité de l'occupation

(1) Eyssautier, *L'hôpital maritime de Saint-Mandrier pendant l'année* 1878. Thèse de Paris, 1880.

(2) Bertrand et Fontan, *Archives de Médecine navale*, t. XLVI, p. 348.

de la colonie, c'est-à-dire aux conditions mêmes qui favorisaient les impaludations. Cette affection décroît donc en Cochinchine, « personne, aujourd'hui, n'en doute dans le corps de santé de la marine » (Bertrand et Fontan), comme les formes graves du paludisme ont décru en Algérie. Elle se comporte comme une maladie palustre.

2° *Preuves cliniques*. — Au point de vue clinique, il y a, entre ces trois affections : la fièvre palustre, la dysenterie et la diarrhée chronique, une telle parenté qu'il est pour ainsi dire impossible, dans certaines régions tropicales, de les observer isolées, du moins au bout d'un certain temps de séjour. L'une ouvre généralement la marche ou la série des accidents paludéens, et l'intoxication peut se borner à cette manifestation extérieure, surtout si le malade est rapatrié ; mais souvent aussi la diarrhée ou la dysenterie éclatent avec la fièvre ; ou bien la diarrhée s'entrecoupe de rappels de fièvre palustre et de poussées de dysenterie aiguë ; ou bien la dysenterie et la fièvre aboutissent, en définitive, à une diarrhée chronique. En un mot, il est si difficile de rencontrer ces trois affections à l'état dissocié qu'il est impossible de ne pas leur reconnaître une proximité étiologique, qu'on peut même qualifier d'identité.

3° *Preuves anatomo-pathologiques*. — La preuve de la nature paludéenne de la diarrhée chronique est plus difficile à fournir au point de vue anatomique. Elle devrait, en effet, d'après ce que nous avons dit, se trouver dans l'examen du sang de la veine porte et dans la présence de pigment dans ce liquide. — Disons immédiatement qu'il nous a été impossible de faire ces constatations au Tonkin, les deux seules autopsies de diarrhée chronique que nous avons pu faire ayant été pratiquées dans de mauvaises conditions, presque en pleine putréfaction.

Mais du moins Antoine (1) a pu constater, sur les registres d'autopsie de l'hôpital de Saint-Mandrier, la fréquence de la pigmentation de la rate dans les autopsies d'individus ayant succombé à la diarrhée chronique, pigmentation, dit-il, qui va « depuis le gris brun jusqu'au noir » et qui est identique à celle de la cachexie paludéenne.

Il se pourrait d'ailleurs, surtout si l'autopsie était faite en France, que les résultats de l'examen microscopique du sang fussent négatifs, sans que pour cela la doctrine de l'étiologie paludéenne en fût ébranlée. Nul n'ignore, en effet, que les agents pathogènes peuvent disparaître du sang ou des tissus sans que les lésions qu'ils ont provoquées disparaissent avec eux ; c'est ce qui se passe, par exemple, pour le tubercule à sa période de ramollissement, pour l'arthrite blennorrhagique au bout de quelques jours, etc. Une diarrhée chronique à sa dernière période, si le malade a quitté depuis longtemps le foyer dans lequel il a contracté sa maladie, peut également avoir perdu ses altérations hématiques initiales.

D'autre part, dira-t-on, un résultat positif, si l'au-

---

(1) ANTOINE, *loc. cit.*, Thèse de Paris, 1873.

topsie est faite dans un foyer palustre, ne saurait être démonstratif, puisque, dans ces foyers, on trouve du pigment sanguin à l'examen du sang de la veine porte de presque tous les sujets.

Cette objection est spécieuse, en effet, et difficile à réfuter. Cependant, nous espérons démontrer, par l'analogie de ce qu'on observe sur le vivant chez les paludiques et chez les malades atteints de diarrhée chronique, qu'on peut acquérir sinon la preuve, du moins une forte présomption de la nature paludéenne de la diarrhée. — Nous dirons d'abord qu'atteint de diarrhée chronique pendant plusieurs années, nous avons pu faire à loisir et maintes fois sur nous-même les observations dont il va être question.

On sait — et nous avons signalé ce fait plus haut — que, chez les malades atteints de fièvre palustre, ce n'est que pendant ou après l'accès fébrile que le pigment passe de la circulation porte dans la circulation générale; vingt-quatre heures après l'accès, la piqûre de la pulpe du doigt ne décèle plus que de très rares traces de pigment dans le sang.

Il semble donc que la circulation porte constitue une sorte de réservoir qui ne laisse échapper le pigment, — probablement par suite d'un phénomène de paralysie vaso-motrice du réseau des capillaires hépatiques — qu'à l'occasion des accès fébriles.

En conséquence, dans le cours de la période d'impaludation latente ou dans le paludisme chronique, l'examen de la pulpe du doigt est toujours négatif; ce n'est qu'à l'autopsie qu'on découvre dans la rate et la circulation porte la mélanémie caractéristique.

Cependant, le pigment peut apparaître dans la circulation générale toutes les fois que la température du corps s'élève au-dessus du chiffre normal, quelle que soit la cause de cette élévation. C'est ainsi que nous avons constaté ce phénomène à la suite d'un traumatisme, d'une insolation, d'une poussée de diarrhée bilieuse. Il semble, dans ce cas, que, comme dans l'accès paludéen, le filtre hépatique devienne insuffisant pour retenir le pigment.

Or, ce phénomène s'observe également — et j'en ai pu faire maintes fois l'observation sur moi-même — dans la diarrhée chronique. C'est ainsi qu'il m'est arrivé de faire apparaître à volonté le pigment dans mon sang en provoquant, par un violent exercice, une légère élévation de ma température (1). J'ai également ment constaté le fait sur un autre diarrhéique.

Ces faits n'ont évidemment qu'une valeur relative, puisqu'ils étaient observés en pays paludéen ; mais ils témoignent cependant de relations si étroites entre le paludisme et la diarrhée de Cochinchine, qu'il nous

----

(1) J'extrais, par exemple, de mon carnet de notes journalières l'observation suivante, que je résume : à la fin d'août (1886), mon sang ne présente pas trace de pigment ; le 28, je fais une longue course à cheval ; le 29, je chasse toute la journée, par un soleil brûlant et dans une région très accidentée (Than-Maï) ; le 30, en rentrant dans mon poste, situé à 20 kilomètres, je suis mouillé jusqu'aux os par un orage des plus violents ; le soir même, j'ai une poussée aiguë de diarrhée avec nausées et langue saburrale ; le 31, j'examine mon sang, il renferme de très nombreux leucocytes mélanifères. Trois jours après, j'étais guéri et mon sang ne renfermait plus trace de pigment.

paraît impossible de méconnaître la nature paludéenne de cette dernière affection.

Nous dirons donc, pour résumer cette longue discussion étiologique, que nous considérons la diarrhée de Cochinchine comme une *entérite chronique paludéenne*.

(c) *Existe-t-il un facteur spécifique?* — Est-ce à dire maintenant que le paludisme soit le seul facteur étiologique, la cause indispensable, spécifique de la diarrhée chronique des pays chauds? Non certes.

Si l'on se rapporte à ce que nous avons dit plus haut, on verra que nous considérons simplement le paludisme comme une des causes, la principale dans les pays chauds, de la congestion intestinale nécessaire à l'établissement de la diarrhée. Mais cette congestion peut être amenée par bien d'autres causes que nous avons énumérées (tumeurs, rétrécissements, alcoolisme, etc.) qui, par cela même, peuvent être aussi des causes de diarrhée chronique.

Le paludisme n'est donc pas une cause spécifique, c'est, au contraire, une cause banale de la maladie; mais telle est, en Cochinchine et dans la plupart des régions tropicales, la fréquence et la gravité de cette cause, telle est la constance de ses localisations abdominales et sa prépondérance sur toute la pathologie, qu'on peut dire, sans crainte de se tromper, comme nous l'avons écrit plus haut, que la diarrhée de Cochinchine est une entérite paludéenne.

Mais cette irritation ou congestion de l'intestin sous l'influence d'une cause quelconque, banale ou spécifique, est-elle suffisante pour aboutir à la diarrhée chronique, ou bien ne fait-elle que préparer le terrain à l'évolution d'un agent spécifique? — Ici, deux solutions sont en présence.

Pour la plupart des auteurs, la banalité des causes révèle la banalité même de l'affection. La diarrhée procède d'une irritation qui est l'aboutissant de tous les états congestifs chroniques de l'intestin, quelle qu'en soit la cause; c'est, en particulier, l'opinion de B. Féris (1). Pour cette école, par conséquent, point n'est besoin de l'intervention d'un facteur nouveau se superposant à l'état congestif; la congestion passe à l'inflammation en gravissant, spontanément ou sous l'influence de causes auxiliaires, un degré de plus dans l'échelle de l'irritation.

Pour nous, il n'en est pas ainsi. Les plus récentes recherches dans le domaine de la pathologie générale nous ont appris qu'il y a de la congestion à l'inflammation, malgré leur proximité apparente, un degré qui ne se franchit pas spontanément; que si la première est un phénomène banal, la seconde est un accident spécifique; et que, pour passer de l'état congestif simple à l'état inflammatoire, les tissus ou les organes ont le plus souvent besoin de l'intervention d'un agent spécifique, d'un microbe pathogène.

En outre, la clinique et l'anatomie pathologique démontrent l'identité de la diarrhée chronique et de la dysenterie, et il n'est plus possible aujourd'hui,

(1) B. Féris, Du traitement de la diarrhée de Cochinchine (*Arch. de Méd. navale*, 1885, t. XLIII, p. 379).

devant les preuves accumulées par MM. Kelsch et
Kiener, dans leur beau traité des maladies des pays
chauds, de contester la nature infectieuse, spécifique
de la dysenterie.

A la vérité, nous ne connaissons pas l'agent spécifique de cette dernière affection. Il ne semble pas que
les nombreux parasites intestinaux qui ont été décrits
dans les formes aiguë et chronique de la dysenterie, les bactéries de Lebert, l'anguillule de Normand, le mycosis de Waldeyer et Yeo, l'amibe de
Kartulis, le bacille virguliforme de Treille, etc., méritent cette qualification. Mais, dans l'état actuel de
nos connaissances, l'existence de cet agent, dont
MM. Kelsch et Kiener (1) sont arrivés à déterminer
les conditions biologiques, s'impose à notre esprit.
Nous savons, en particulier, que, pour évoluer dans
l'organisme, il faut que cet agent rencontre un organisme déjà modifié, affaibli, un intestin préparé,
devenu apte à sa culture.

Rien, dès lors, ne nous empêche d'admettre, sans
préjuger en rien de sa morphologie, que l'agent de
la diarrhée de Cochinchine, vivant dans le sol et les
eaux de la Cochinchine et de la plupart des pays
palustres intertropicaux, trouve dans l'intestin congestionné par le paludisme un terrain propice, un
milieu de culture exceptionnellement favorable à son
évolution. Le paludisme serait donc la cause prédisposante, banale malgré sa spécificité, de la maladie; le

____

(1) KELSCH et KIENER, *loc. cit.*, p. 143.

germe spécifique en serait la cause première, immédiate, efficiente. Ainsi s'expliquerait alors la relation intime du paludisme et de la diarrhée de Cochinchine dans certaines régions et leur indépendance relative en d'autres points.

Du reste, cette hypothèse concorde admirablement avec ce que nous savons de la diarrhée chronique, qui demande, pour s'établir, un intestin déjà modifié, et du paludisme, qui non seulement congestionne l'intestin, mais encore présente une merveilleuse aptitude à l'hybridité morbide. On sait, par la fréquence des abcès du foie et des suppurations de toute espèce chez les paludéens (furoncles, phlegmons, adénites, périostites, myosites, etc.), combien le paludisme prépare le terrain aux agents de la suppuration. Il en est de même pour les autres germes, pour ceux de la tuberculose, de la fièvre typhoïde, du choléra en particulier (1). Le paludisme se prête à toutes les associations microbiennes; il ne pouvait, en conséquence, se comporter différemment vis-à-vis de l'agent de la dysenterie et de la diarrhée de Cochinchine.

(1) On a cru qu'il existait un certain antagonisme entre le paludisme et la tuberculose ou la fièvre typhoïde. Pour cette dernière affection, on n'a pas tardé à s'apercevoir du contraire. Pour la tuberculose, elle n'est rare dans les pays palustres qu'en raison de son excessive gravité et de la rapidité de son évolution. Cependant, les tuberculeux transplantés sous les tropiques guérissent parfois de leur affection grâce aux conditions climatologiques spéciales de cette zone, mais *c'est à la condition de ne point contracter d'impaludation;* il suffit d'un seul accès de fièvre palustre pour transformer en phthisie galopante une tuberculose pacifique. Enfin, tout le monde connaît la gravité de la syphilis sous les tropiques.

Nous terminerons donc cette longue étude étiologique par la conclusion suivante :

La diarrhée de Cochinchine est une entérite chronique résultant de la fixation sur l'intestin, préalablement congestionné et transformé en un milieu de culture favorable par le paludisme, d'un agent spécifique inconnu.

Anatomie pathologique.

L'étude anatomo-pathologique de la diarrhée de Cochinchine est, comme nous l'avons dit, de date récente. Elle a été faite avec une admirable netteté par M. le professeur Kelsch, dans un mémoire resté classique. Les conclusions de ce mémoire ont été reproduites, dans leur traité d'anatomie pathologique, par MM. Cornil et Ranvier. M. Laveran, en 1876, à propos de l'anguillule stercorale, reprit quelques points de cette étude. Enfin, tout récemment, MM. Bertrand et Fontan ont soumis la question tout entière à une nouvelle observation et ont signalé nombre de faits intéressants. Nous ne pouvons mieux faire que de renvoyer à l'étude de ces ouvrages spéciaux (1).

(1) KELSCH, Anatomie pathologique de la diarrhée de Cochinchine (*Arch. de Physiologie*, juillet et août 1873). — A. LAVERAN, *Gazette hebdomadaire*, 1877, n°° 1 et 2. — FONTAN, Des lésions histologiques de l'entérite chronique des pays chauds (*Arch. de Méd.*

Mais cependant de leur lecture résulte une impression inattendue: c'est que, si le caractère, la nature, le processus des lésions anatomiques ressortent avec une parfaite netteté de ces travaux, si tous les observateurs sont d'accord sur la constatation des altérations spécifiques de la diarrhée chronique, l'accord n'est plus le même quand il s'agit d'interpréter les données de l'observation anatomique.

C'est que l'histoire de l'anatomie pathologique de la diarrhée est complexe; des questions d'école, de doctrine, se sont mêlées à des questions de faits difficiles à observer, parfois complexes, souvent dissemblables; les observateurs n'ont avancé qu'en hésitant, en tâtonnant, et souvent ont varié dans leurs appréciations ou n'ont pas osé émettre une opinion ferme. Cela tient, nous le répétons, au petit nombre de faits que chaque auteur a eu à sa disposition; de là la nécessité de grouper les notions acquises et de coordonner les faits connus pour en tirer une conclusion satisfaisante.

Il y a, dans l'histoire des lésions de la dysenterie chronique, trois périodes bien distinctes: une première période qu'on peut appeler *période française*, une seconde période qu'on peut appeler *allemande* et une troisième période qu'on peut appeler *anglo-française*.

Durant la *première période* (1840-1852), des méde-

navale, 1886, t. XLV, p. 1). — BERTRAND et FONTAN, De l'entéro-colite chronique endémique des pays chauds (*Arch. de Méd. navale*, t. XLV, XLVI et XLVII).

cins militaires français, Haspel, Catteloup, Cambay, Lacauchie, etc., étudient en Algérie les lésions macroscopiques de la dysenterie et démontrent : 1° que le siège principal de ces lésions est la partie inférieure du gros intestin ; 2° que ces lésions ne consistent pas, comme on l'avait cru, sous l'empire des idées de Bretonneau et de son école, en une inflammation exsudative avec élimination de fausses membranes, mais en une inflammation ulcéreuse avec élimination de lambeaux de muqueuse nécrosés, parfois assez considérables pour représenter toute une portion de l'intestin.

Durant la *seconde période*, ces premières notions, au lieu de s'éclaircir, s'embrouillent et deviennent confuses sous l'influence d'une théorie qui retarde la connaissance de la vérité.

La théorie était celle de Virchow, qui, dans les muqueuses, reconnaissait deux types distincts d'inflammation : l'inflammation catarrhale ou *croupale*, caractérisée par des modifications vasculaires et épithéliales pouvant aboutir à l'exsudation, mais sans destruction de la muqueuse elle-même, et l'inflammation interstitielle ou *diphtéritique*, caractérisée par un exsudat interstitiel qui s'élimine en produisant des ulcérations de la muqueuse et des lambeaux membraneux.

Or, si dans l'intestin l'existence d'une inflammation diphtéritique était incontestable pour les cas de dysenterie aiguë, il n'en était pas de même pour les cas chroniques. Ici, nombre d'auteurs niaient l'existence non seulement d'ulcérations et de tout processus interstitiel, mais même d'altérations catarrhales dans la muqueuse (1). La plupart admettaient cependant les lésions ordinaires du catarrhe, à savoir : la congestion, l'hypersécrétion de la paroi et l'exfoliation épithéliale. Quelques-uns enfin, comme Rokitansky et Bamberger, lui donnaient une caractéristique spéciale.

Gély, en effet, avait signalé la tuméfaction des cryptes mucipares dans certains cas de dysenterie. L'école allemande fit de cette lésion le critérium anatomique de la diarrhée chronique, qu'elle désigna alors sous le nom d'*entérite folliculeuse.*

Bref, à la dysenterie, affection à processus nettement ulcératif, l'école allemande opposait la diarrhée chronique, affection catarrhale, caractérisée par l'absence de gangrène et d'ulcération, et anatomiquement dénoncée par une formation exagérée de mucus dans les follicules clos de l'intestin.

Cette distinction s'appuyait sur une double erreur, physiologique et anatomique ; car, d'une part, les follicules clos de l'intestin ne sécrétent pas de mucus et, d'autre part, ce que Bamberger avait pris pour des follicules clos n'était autre chose que les glandes de Lieberkühn gonflées de mucus en rétention.

---

(1) « L'épithélium est intact, de même les glandules gastriques et intestinales ; intacts aussi les follicules. Jamais les villosités n'ont paru altérées, non plus que les valvules conniventes. » (Thomas, in Thèse de Layet). Bertrand et Fontan, *Archives de Médecine navale*, t. XLV, p. 328.

Dans la *troisième période*, la question devait être
ramenée à sa juste interprétation. Ce furent les médecins anglais qui portèrent les premiers coups à la
doctrine dualiste. Baly (1) déjà, en 1847, avait fait
remarquer que les follicules dilatés de la muqueuse
ne paraissaient être autre chose, à la loupe, que des
glandes en tube altérées. Ranald Martin (2) signale
ensuite, dans l'intestin grêle des malades atteints de
diarrhée chronique, la présence constante d'ulcérations analogues à celles de la dysenterie; en outre,
au lieu de trouver l'intestin constamment aminci,
diaphane, en *baudruche*, donné comme caractéristique
de la diarrhée chronique, il signalait fréquemment
l'hyperthrophie, l'épaississement de la paroi intestinale, qui parfois semblait devenue cartilagineuse
comme dans la dysenterie. Cunningham (3) et, plus
tard, Fayrer (4) constatèrent des lésions analogues.
Les ulcérations, pour ce dernier, siègent plus particulièrement dans l'iléon (R. Martin disait le cœcum) et
le côlon; fréquemment l'intestin est contracté, congestionné, épaissi ; mais les deux auteurs appellent
l'attention sur la *constance* des ulcérations, parfois
constituées par la simple désagrégation de l'épithélium (Cunningham) et, par conséquent, difficiles à
voir à l'œil nu, aussi bien sur l'intestin grêle que sur
le gros intestin.

(1) Baly, Gulstonian lectures (*Medical Gaz.*, 1847, t. XXXVII).
(2) Ranald-Martin, *The influence of tropical climates ;* London, 1856.
(3) Cunningham, *Report of the Sanitary Commission;* India, 1877.
(4) Fayrer, *loc. cit.;* London, 1881.

La seule présence de ces ulcérations tranchait la question de dualité et démontrait nettement que la diarrhée chronique n'était pas, comme on l'avait prétendu, une affection simplement catarrhale. Mais la démonstration anatomique n'en fut donnée qu'en 1873, par deux mémoires simultanés de M. Cornil (1) et de M. Kelsch (2).

Le premier, chez un dysentérique à la période chronique, étudiait les ulcérations du gros intestin et, constatant qu'elles étaient parsemées de petits orifices à travers lesquels suintait du mucus, démontrait que ces orifices correspondaient à des cavités revêtues d'un épithélium cylindrique, analogue à celui des glandes de Lieberkühn ; que, par conséquent, ces cavités folliculaires n'étaient pas des follicules clos.

Le second, dans une série d'autopsies de dysentériques et de diarrhéiques de Cochinchine, montrait la constance, dans les deux cas, des altérations des glandes en tube qui, comprimées et étranglées par la prolifération embryonnaire du chorion muqueux, se transformaient fréquemment en des cavités kystiques. Mais il faisait voir que cette altération glandulaire n'est point primitive, qu'elle n'est même qu'une conséquence des altérations du chorion, altérations de nature identique dans la dysenterie aiguë et la diarrhée chronique.

(1) CORNIL, Note sur l'anatomie pathologique des ulcérations intestinales dans la dysenterie (*Arch. de Physiologie*, 1873).

(2) KELSCH, *loc. cit.* (*Arch. de Physiologie*, 1873).

Ces travaux établissaient donc nettement l'identité du processus anatomique dans les deux affections. Ils l'établissaient d'autant mieux que M. Kelsch, dans sa première autopsie — celle d'un diarrhéique de Cochinchine qui avait présenté une légère dysenterie au début — n'avait pas constaté à l'œil nu d'ulcérations intestinales, tandis que dans la seconde — ayant trait à une diarrhée de Cochinchine pure, datant de deux ans, dans laquelle on n'avait jamais observé de ténesme ni de selles sanglantes — l'intestin grêle renfermait des ulcérations. On pouvait en conclure que l'ulcération n'était pas le critérium de la dysenterie et que la diarrhée chronique était loin de réaliser le type des lésions catarrhales.

Ces observations étaient encore confirmées par M. Laveran en 1876. Et cependant, chose curieuse, ni M. Kelsch, ni M. Laveran, après ces constatations, n'ont osé affirmer d'une façon précise, catégorique, l'identité nosologique de la dysenterie et de la diarrhée de Cochinchine ; de l'identité du processus anatomique, ils n'ont pas cru pouvoir, en présence des divergences apparentes de la clinique, affirmer l'unité des deux affections.

Pour ces deux auteurs, en effet, la lésion anatomique de la diarrhée chronique représente le premier degré, l'ébauche en quelque sorte, de la lésion de la dysenterie, mais elle en diffère néanmoins en ce qu'elle n'arrive jamais à l'ulcération, en ce que, dans la diarrhée, il n'y a pas de solution de continuité de la muqueuse intestinale, conclusion étrange à la vérité, puisqu'elle n'est nullement conforme aux résultats donnés par les autopsies. C'est néanmoins ce que M. Kelsch exprimait en ces termes : « Les lésions histologiques de la diarrhée chronique sont l'image atténuée de celles de la dysenterie... Il n'existe pas, au point de vue anatomique, de différences essentielles... » Mais, plus loin, il ajoutait : « L'anatomie pathologique de la diarrhée est caractérisée par l'absence de perte de substance de la muqueuse et la simple transformation chronique de celle-ci. » Et il concluait en croyant « avoir donné un appui aux médecins de la marine qui s'efforcent de faire de la diarrhée endémique une entité morbide distincte de la dysenterie ».

Plus tard, accentuant encore ce dualisme, M. Kelsch (1) estime que les lésions élémentaires de la diarrhée chronique « forment un tableau si constant et si typique, si profondément différent de celui de la dysenterie chronique, qu'on n'hésitera pas à trancher le différend dans le sens de la séparation » ; mais il reconnaît néanmoins que, dans nombre d'autopsies de diarrhéiques, « des ulcères bien caractérisés ou des cicatrices d'ulcères ont été vus à côté des lésions du catarrhe chronique. » Ces ulcères relèvent incontestablement du processus dysentérique et, pour expliquer leur présence dans la diarrhée, M. Kelsch est obligé de conclure en ces termes : « La seule interprétation rationnelle de pa-

(1) Kelsch et Kiener, *Traité des maladies des pays chauds*, 1889, p. 34 et 35.

reils faits, c'est que les deux maladies peuvent se compliquer l'une l'autre, la dysenterie traversant le cours de la diarrhée chronique, ou réciproquement. »

Cette explication est bien difficile à concilier avec l'identité du processus anatomique, établie par M. Kelsch lui-même, d'autant plus qu'il a soin d'ajouter : « La clinique ne contredit pas une pareille association, qui n'a rien que de bien naturel *dans un pays où coexistent les deux endémies.* » Or, n'est-il pas plus naturel, puisque l'endémicité de ces deux affections est la même, puisque anatomiquement elles dérivent du même processus et puisque cliniquement elles se compliquent et coexistent presque toujours, d'admettre que les différences signalées entre elles peuvent créer des variétés, mais non des espèces morbides différentes et qu'elles dépendent exclusivement des variations de la localisation ou de l'intensité du processus ?

C'est du moins cette dernière hypothèse qui semble actuellement réunir les suffrages des médecins de la marine et, comme c'est là une question de haute importance, nous exposerons les raisons qui militent en sa faveur.

Les différences essentielles sur lesquelles les dualistes ont basé leur doctrine, au point de vue anatomique, portent sur le siège et la nature des lésions.

Remarquons d'abord que ces auteurs sont obligés d'admettre que ces différences ne sont bien accusées que dans certains cas types de dysenterie ou de diarrhée chronique, mais que ces cas sont en pratique exceptionnels, de telle sorte que la division proposée s'appuie plus sur une conception théorique que sur des faits cliniques. Mais voyons les arguments.

Le premier est le suivant : tandis que, dans la dysenterie, c'est principalement dans le gros intestin que siègent les lésions, leur siège de prédilection, sinon exclusif, dans la diarrhée, est l'intestin grêle.

A la vérité, M. F. Roux (1), qui, dans son traité, s'est fait le défenseur de cette opinion, ne l'appuie que sur des considérations théoriques et des arguments cliniques ; les autopsies ne la confirment nullement. Au contraire, aussi bien dans la diarrhée de Cochinchine que dans la dysenterie, c'est toujours dans le gros intestin qu'on trouve les altérations les plus prononcées, les plus graves et les plus étendues, et, pour ne parler que d'une lésion grossière, facilement constatable, — les ulcérations visibles à l'œil nu, — nous dirons que MM. Bertrand et Fontan, qui ont pu réunir 208 observations d'autopsies de diarrhée de Cochinchine, ont trouvé la répartition suivante de ces ulcérations :

Estomac..........................	12 0/0 des cas.
Intestin grêle....................	21 —
Gros intestin....................	70 —

Ce qui signifie que, dans la diarrhée chronique aussi bien que dans la dysenterie, c'est le gros intestin qui est le siège principal des altérations les plus graves.

(1) F. Roux, *loc. cit.*, t. II, p. 133.

Mais, et c'est là, indépendamment des différences cliniques sur lesquelles nous reviendrons plus loin, c'est là l'argument principal des dualistes, l'aspect de l'intestin grêle serait bien différent dans les deux cas. Voici le passage dans lequel MM. Kelsch et Kiener (1) ont résumé ces différences : « Chez les individus émaciés, ayant succombé à une diarrhée prolongée pendant plusieurs mois, l'intestin, au lieu d'être rétracté, dur, épaissi, déformé, comme il le serait inévitablement dans une dysenterie d'égale durée, a conservé un calibre uniforme, une paroi souple, d'épaisseur normale ou quelquefois amincie; nulle trace de phlegmasie des tuniques externes. La muqueuse pâle, d'un teinte ardoisée, a conservé sa souplesse et sa mobilité normales; en la pinçant avec les doigts, on y forme des plis fins et l'on s'assure ainsi qu'il n'y a ni œdème ni sclérose de la sous-muqueuse... » Il y a loin, en effet, de la physionomie de cet intestin *en baudruche* à celle de l'intestin des dysentériques, infiltré, enflammé, ulcéré, gangrené, rétréci et parfois quintuplé d'épaisseur.

Mais ces différences sont-elles constantes ? — Il s'en faut certainement de beaucoup. Souvent, à l'ouverture du péritoine des diarrhéiques, on trouve des plaques de péritonite locale (Roux), des adhérences mêmes (Bertrand et Fontan), résidus d'inflammation plastique qui témoignent de la participation des tuniques intestinales au processus phlegmasique.

(1) KELSCH et KIENER, *loc. cit.*, p. 34.

Bertrand et Fontan notent ces adhérences 4 fois sur 56 autopsies, soit dans 7 pour 100 des cas, et l'épaississement du péritoine dans 14 pour 100. Quant à l'intestin lui-même, Fayrer, dans les cas à évolution rapide, l'a vu contracté et sa muqueuse épaissie, congestionnée, ulcérée; il n'est aminci et diaphane, suivant cet auteur, que lorsque la mort arrive tardivement. Du reste, la statistique suivante, rapportée par Bertrand et Fontan (1), donne une idée de la diversité des lésions observées sur l'intestin grêle ; sur 208 autopsies, ces auteurs ont trouvé :

40 fois seulement l'amincissement des tuniques ;

16 fois l'œdème valvulaire ;

168 fois des plaques d'arborisation ;

40 fois des plaques pigmentées ou ardoisées;

44 fois des ulcérations manifestes ;

8 fois des tubercules.

Enfin, il faut noter qu'au niveau des ulcérations l'épaississement est la règle.

On voit donc que l'état d'amincissement de l'intestin grêle est loin d'être constant dans la diarrhée chronique et qu'on ne saurait, par conséquent, lui attribuer une valeur différentielle absolue. — A cela, à la vérité, MM. Kelsch et Kiener répondent que les cas types de diarrhée sont l'exception et qu'on observe le plus souvent un mélange des lésions de la diarrhée et de la dysenterie. — Mais alors comment un caractère exceptionnel peut-il servir de base à

---

(1) BERTRAND et FONTAN, *loc. cit.* (*Arch. de Méd. navale*), t. XLV, p. 359).

une division? Ne vaut-il pas mieux admettre, devant la variété des lésions observées, que ce caractère lui-même n'est qu'une forme accidentelle ou passagère de l'évolution d'une même lésion élémentaire?

Quant au développement des petites tumeurs kystiques dans l'épaisseur de la muqueuse, que MM. Kelsch et Kiener donnent comme l'altération la plus constante de la diarrhée chronique, elle est loin, comme on le sait, d'être spéciale à cette affection. Si elle ne s'observe pas toujours dans les cas de dysenterie gangreneuse à marche aiguë ou suraiguë, parce que, dans ce cas, la rapidité du processus nécrosique ne donne pas aux glandes en tube le temps de se dilater, elle s'observe toujours (quoique avec moins de fréquence et d'abondance que dans la diarrhée) dans les dysenteries d'une certaine durée, surtout au voisinage des ulcères. C'est d'ailleurs sur des dysentériques que Gély (1), qui les observa le premier et qui en faisait le point de départ des ulcérations, a constaté le développement de ces kystes muqueux; c'est à la surface même des ulcérations pigmentées du gros intestin d'un dysentérique que Cornil les a étudiées (2).

Mais le caractère anatomique essentiel sur lequel l'école dualiste actuelle base sa différenciation de la diarrhée chronique et de la dysenterie est, comme nous l'avons dit, l'ulcération. Certes, il existe fréquemment des cicatrices ou des ulcères dans l'intestin des

(1) GÉLY, *Gazette médicale*, t. VIII.
(2) CORNIL, *loc. cit.* (*Arch. de Physiologie*, 1873).

diarrhéiques, mais leur présence se relierait toujours à une complication accidentelle de dysenterie. Le caractère de la diarrhée de Cochinchine pure serait l'absence de solution de continuité de la muqueuse intestinale (Kelsch, Laveran, Le Roy de Méricourt et Corre, etc.).

En effet, nombre d'autopsies signalent l'absence de toute perte de substance dans l'intestin. Mais la valeur démonstrative de ces faits, déjà battus en brèche par les médecins anglais, est loin elle-même d'être absolue.

MM. Bertrand et Fontan, reprenant, en effet, l'examen de toutes les autopsies de diarrhéiques recueillies depuis quinze ans dans les hôpitaux de la marine et y ajoutant une série de 25 observations personnelles minutieusement étudiées, sont arrivés, par une enquête approfondie, à cette conclusion que, dans tous les cas de diarrhée de Cochinchine, alors même qu'un examen soigneux, à l'œil nu ou à la loupe, ne révèle pas la présence d'ulcérations de la muqueuse, il existe toujours des ulcérations. « Il nous est plusieurs fois arrivé, disent-ils (1), de recevoir de collègues autorisés des pièces provenant d'autopsies faites avec soin et à propos desquelles ils avaient noté : *pas d'ulcérations apparentes.* Or, à la loupe et au microscope, les ulcérations étaient souvent découvertes. » Et ils ajoutent « que presque toutes les *taches ardoisées* servent de base à des ulcérations ; ..... que les plaques dites *barbe rasée* ne sont proba-

---

(1) BERTRAND et FONTAN, *loc. cit.* (*Arch. de Méd. navale*, t. XLV, p. 359).

blement pas autre chose que des cicatrices pigmentées, reliquat d'ulcérations; enfin, que les expressions de *muqueuse abrasée, fongueuse, végétante, boutonneuse*, etc., employées par divers observateurs, paraissent se rapporter toutes à un travail ulcératif, pris à ses divers stades ».

C'est la preuve dernière, définitive, de l'unité anatomique de la dysenterie et de la diarrhée chronique.

Il ne faudrait pas croire néanmoins que l'opinion qui a fait de la diarrhée de Cochinchine une affection catarrhale soit dépourvue de tout point d'appui. Loin de là; car, à côté des altérations anatomiques spéciales, conjonctives, *diphtéritiques* dans le sens allemand de ce mot, il y a aussi un véritable catarrhe de l'intestin.

Cette coexistence dans la diarrhée chronique de l'inflammation interstitielle et de l'inflammation catarrhale est un fait sur lequel les auteurs modernes n'ont peut-être pas suffisamment attiré l'attention (car il donne la clef des divergences doctrinales qui se sont produites), mais que les premiers observateurs n'avaient point laissé inaperçu. Seulement, au lieu de considérer le catarrhe de la muqueuse comme un épiphénomène ou une complication de l'inflammation conjonctive, connaissant mal du reste celle-ci, ils en avaient fait la lésion essentielle ou unique de la maladie.

L'existence de ce catarrhe n'a, du reste, rien qui doive nous surprendre. On ne concevrait pas qu'il pût se faire dans l'épaisseur d'une muqueuse une abondante production de tissu embryonnaire sans que ce tissu ne provoquât, à la manière d'un corps étranger, des phénomènes réactionnels, au premier rang desquels est le catarrhe.

Du reste, la symptomatologie de la diarrhée chronique aussi bien que son étiologie donnent la preuve de ce catarrhe. Mais, dans le cas actuel, il était d'autant plus aisé d'attribuer à ces phénomènes de catarrhe une importance prépondérante, de considérer, par conséquent, la maladie comme purement catarrhale, que, comme on le verra plus loin dans l'étude des symptômes, ce n'est pas seulement à titre de complication irritative ou d'épiphénomène que le catarrhe intestinal s'établit dans la diarrhée de Cochinchine ; c'est souvent aussi à titre de cause prédisposante, de prodrome nécessaire qu'il existe. Nous l'avons déjà dit, du reste, la diarrhée de Cochinchine est presque toujours précédée d'une diarrhée palustre de plus ou moins de durée ; c'est sur l'intestin congestionné par le paludisme et transformé en milieu de culture favorable par la diarrhée bilieuse que se développent les lésions spécifiques. — De là, par conséquent, dans l'entérite chronique, un mélange en quelque sorte indissoluble des symptômes et des lésions de l'entérite catarrhale et du processus dysentérique, mélange qui ouvrait la porte toute grande aux divergences.

L'école allemande et avec elle quelques médecins français n'ont vu que la première ; les anatomopathologistes tendent aujourd'hui à ne voir que la seconde. La vérité est entre ces deux limites extrêmes, car, si l'existence de lésions spécifiques constantes dans une affection doit faire accorder à ces lésions une valeur prépondérante, surtout pour la détermination du type morbide, elle ne doit pas faire oublier pour cela les lésions contingentes qui entrent souvent pour une si large part dans le tableau clinique et anatomique de la maladie.

C'est pourquoi, en ce qui concerne les lésions anatomiques de la diarrhée de Cochinchine, il faut, pour l'interprétation rationnelle des faits, faire la balance entre l'inflammation catarrhale et le processus dysentérique, et ne pas oublier que cette affection est la résultante d'une double lésion, l'hyperplasie conjonctive sous-muqueuse et le catarrhe de la muqueuse.

Ceci posé, nous décrirons rapidement les lésions anatomiques de la diarrhée chronique.

1° Lésions macroscopiques. — Ce qui frappe au premier abord sur les cadavres d'individus ayant succombé à la diarrhée de Cochinchine, c'est l'*émaciation*. Elle arrive à un degré qu'il est parfois difficile de concevoir, jusqu'à l'état squelettique ; c'est ainsi qu'on a vu le poids du corps tomber à 29 kilogrammes chez un sujet de la taille de $1^m,84$. — Cette émaciation porte, en effet, sur tous les tissus, sauf les os. La disparition du tissu adipeux de l'orbite enfonce les yeux dans cette cavité ; l'atrophie des viscères aplatit l'abdomen ou l'excave en carène vers la colonne vertébrale ; les muscles, grêles, soulèvent comme des cordes la peau des membres et du cou ; la peau elle-même, pâle et mince, est sèche, ridée, squameuse, d'une teinte terreuse, parfois soulevée par de l'œdème malléolaire.

A l'ouverture de l'abdomen, le *péritoine*, renfermant parfois un peu de sérosité, est généralement indemne; mais il présente parfois aussi des épaississements, des plaques congestives et même des adhérences. Ces altérations ont été rencontrées dans 21 pour 100 des cas. 8 fois sur 56 on a noté de la péritonite tuberculeuse.

Le *tube digestif* tout entier, diminué de volume, est malade, depuis la bouche jusqu'à l'anus.

Du côté de la bouche, on constate les signes d'une irritation chronique du chorion muqueux, se traduisant tantôt par de la desquamation, tantôt par de la stomatite pultacée, quelquefois par des aphtes ou du muguet.

Du côté de l'œsophage, on note également l'aspect vernissé et luisant donné par la chute de l'épithélium, des arborisations vasculaires et souvent un semis de petites granulations d'origine glandulaire.

L'estomac, de volume normal ou légèrement atrophié, est, en général, aminci ; mais on a trouvé aussi ses parois hypertrophiées. Sa muqueuse présente souvent un semis discret de petites saillies de la grosseur d'un grain de mil et (dans 50 0/0 des cas) des plaques congestives ou ecchymotiques d'un rouge sombre, parfois des plaques pigmentées ou ardoisées, au niveau desquelles peuvent siéger des ulcérations. On a constaté ces ulcérations, circulaires, petites, difficiles à découvrir à l'œil nu, dans 12 0/0 des cas.

L'intestin grêle, en général rétracté, est le plus souvent pâle, brillant et aminci au point qu'on l'a comparé à de la baudruche; mais quelquefois aussi il est épaissi, raide, surtout dans son segment inférieur et au niveau des points où siègent des ulcérations. Il renferme un liquide analogue à celui des selles. — A l'ouverture, on trouve les valvules conniventes infiltrées de sérosité, les villosités effacées. La muqueuse, en général pâle et parsemée de petits kystes muqueux, présente par places des arborisations vasculaires et des taches d'un gris-bleu sombre, siégeant vers l'iléon, qu'on a désignées sous le nom de *plaques pigmentées* ou *ardoisées.* D'autres fois, on y distingue des cicatrices pigmentées, reliquat d'ulcérations, souvent enfin (44 fois sur 208 autopsies) des ulcérations.

Ces ulcérations, en général petites, régulières, à bords nets, de 10 à 15 millimètres, peuvent siéger sur toutes les parties de l'intestin; elles sont plus fréquentes vers la valvule iléo-cœcale que sur les autres segments, mais n'ont aucun rapport constant avec les plaques de Payer. Elles peuvent comprendre toute l'épaisseur de la muqueuse jusqu'à la musculeuse et sont souvent recouvertes d'une pseudo-membrane. Les taches ardoisées elles-mêmes ne sont autre chose que des ulcérations superficielles pigmentées; il en est de même des portions de muqueuse dites *abrasée, fongueuse, végétante,* etc.

Le gros intestin a un aspect variable. Toujours diminué de calibre, il est rarement aminci, ordinairement hypertrophié, induré, lardacé, surtout au niveau des ulcérations, qui s'y rencontrent presque toujours en abondance, sinon toujours.

Ces ulcérations sont en quelque sorte le critérium anatomique de la maladie. Confluentes dans le cœcum, plus rares dans le côlon, elles augmentent de fréquence et d'étendue dans le côlon descendant et l'S iliaque, pour aboutir le plus souvent à une rectite ulcéreuse, compliquée de fongosités et parfois d'hémorrhoïdes ou de fistules. Elles se présentent sous deux aspects : l'*ulcération furonculeuse* et l'*ulcère en jeu de patience*.

La première, petite, cratériforme, de l'étendue d'un grain de mil à celle d'un pois, noire à son centre avec une aréole rouge à sa périphérie, est identique à celle que Kelsch et Kiener ont décrite dans la dysenterie ulcéreuse, et constitue, d'après MM. Bertrand et Fontan, la lésion élémentaire de la diarrhée de Cochinchine.

Le second, plus étendu, irrégulier, sinueux, à fond grisâtre, dessine sur la muqueuse des découpures capricieuses et paraît être formé par la réunion de plusieurs ulcérations furonculeuses. — A côté de ces lésions, on rencontre encore des *noyaux furonculeux* solides, compris dans l'épaisseur du chorion muqueux et indépendants de la tunique musculeuse sur laquelle la muqueuse se laisse facilement pincer et soulever : c'est l'état initial de l'ulcération furonculeuse, du furoncle intestinal avant sa nécrose et l'élimination de son bourbillon ; — enfin, des *plaques ardoisées* ou des *cicatrices* semblables à celles de l'intestin grêle.

Du côté des autres viscères, on n'observe guère que l'atrophie générale que nous avons signalée. — Le cerveau paraît anémique, souvent infiltré. — Le cœur est flasque et mou, d'un poids qui oscille de 60 à 200 grammes. — Les poumons n'offrent pas d'altération spéciale, sauf la complication de tuberculose qu'on a notée 64 fois sur 168 autopsies. — Le foie est ordinairement diminué de volume (61 0/0 des cas), quelquefois hypertrophié (12 0/0), assez souvent normal (27 0/0), ce qui dépend de la période à laquelle on l'examine ; son poids minimum, indiqué par Bertrand et Fontan, serait de 720 grammes ; sa surface est, en général, lisse et décolorée, mais quelquefois granuleuse, comme dans la cirrhose ; à la coupe, il paraît dense, plus ou moins anémique et présente, à un degré plus ou moins avancé, les caractères de l'hépatite interstitielle paludéenne. — La rate, indurée et bien que rarement hypertrophiée, offre, en général, les altérations du paludisme chronique, en particulier la pigmentation (Antoine). — Il en est de même des reins. — Mais le pancréas, d'après MM. Bertrand et Fontan, participe le plus souvent aux altérations glandulaires intestinales et est le siège d'une inflammation chronique, véritable cirrhose lobulaire, qui aboutit à la dégénérescence graisseuse et à l'atrophie de ses éléments glandulaires.

2° **Lésions microscopiques**. — (a) *De l'intestin.* — Ces lésions, comme nous l'avons dit, sont de deux ordres, catarrhales et interstitielles, mais portent exclusivement sur la muqueuse.

Les lésions catarrhales, faciles surtout à observer dans la partie supérieure du tube digestif, où elles sont mieux isolées, n'offrent aucun caractère spécial ; elles consistent en la desquamation de la muqueuse, la congestion et l'infiltration séreuse de certains territoires, tels que les replis muqueux et les valvules conniventes, enfin les altérations kystiques des glandes en tube.

« La muqueuse, disent MM. Kelsch et Kiener (1), est parsemée de petites tumeurs sphériques, de la grosseur d'une tête d'épingle à celle d'un grain de chènevis, demi-transparentes, entourées à leur base d'une aréole noirâtre, pigmentée et portant la plupart à leur sommet, quelquefois latéralement, un orifice punctiforme. Cette tumeur est constituée par une masse gélatineuse, bien enkystée et siégeant dans le tissu sous-muqueux. » — Il faut remarquer toutefois que l'épithélium de ces glandes n'est jamais malade primitivement ; il ne s'altère et ne tombe que par suite des troubles nutritifs qu'il subit.

Bien plus caractéristiques, spécifiques en un mot, sont les lésions interstitielles. Disons immédiatement qu'au point de vue anatomique elles sont identiques dans la diarrhée chronique et dans la dysenterie.

____

(1) KELSCH et KIENER, *loc. cit.*, p. 35.

Dans ces deux affections, l'altération débute dans la couche superficielle du tissu conjonctif de la muqueuse du gros intestin (couche de Dollinger), immédiatement au-dessous de la couche glandulaire, pour s'étendre ensuite à l'intestin grêle et à la presque totalité du tube digestif, mais toujours en prédominant à son siège d'élection, le gros intestin.

Gros intestin. — Cette altération est caractérisée par une hyperplasie cellulaire considérable, tantôt diffuse, tantôt représentée par de petits îlots furonculeux distincts, isolés les uns des autres, comme les granulations tuberculeuses au début, hyperplasie qui augmente d'abord l'épaisseur de la muqueuse et qui, s'infiltrant dans les interstices des glandes en tube, dérange leur symétrie relative. Peu à peu, ce tissu embryonnaire, continuant à proliférer activement, dissocie les glandes en tube, dépasse leurs orifices et les oblitère par compression.

Pendant ce temps, les follicules clos eux-mêmes dans la couche sous-muqueuse s'enflamment, subissent une hyperplasie considérable, se transforment en noyaux furonculeux, puis s'éliminent par nécrose, en laissant à leur place une ulcération cratériforme ou bourgeonnante, ou, ce qui est le plus fréquent, une simple dépression de la muqueuse. Les glandes en tube, de leur côté, dont l'orifice est oblitéré, se laissent distendre par le mucus qui ne peut s'en échapper et forment des cavités vésiculeuses, revêtues d'épithélium ; souvent même au niveau des follicules ces cavités se réunissent par quatre ou cinq, de façon à former une cavité unique qui, en s'hypertrophiant, pénètre dans la coque sous-jacente du follicule clos éliminé et la remplit.

Ainsi s'explique que Bamberger ait cru à une formation anormale de mucus dans les follicules. — Mais cet état des glandes de Lieberkühn lui-même est transitoire. Bientôt, elles se vident, perdent leur épithélium et s'atrophient ; ou bien elles sont détruites et remplacées par du tissu embryonnaire bourgeonnant ; l'ulcération est alors constituée et, à la place de la muqueuse, on ne trouve plus qu'une surface granuleuse uniquemeut constituée par du tissu embryonnaire.

Cette altération peut se présenter sous forme de petites ulcérations isolées, cratériformes (ulcères folliculeux, furonculeux) ou bien s'étendre sur une surface considérable (ulcères en jeu de patience) et la muqueuse peut alors n'être plus représentée que par des bouquets glandulaires disséminés çà et là. Quelquefois, la couche la plus superficielle de la muqueuse est seule détruite et l'ulcération est tapissée par de grosses cellules pigmentaires ; ce sont les érosions dites *plaques ardoisées ;* d'autres fois, le noyau furonculeux, avant l'élimination de son bourbillon, se présente sous l'aspect d'une élevure à sommet noirâtre, entourée d'une zone rouge d'inflammation ; d'autres fois, enfin, l'ulcération est cicatrisée et l'on ne trouve qu'un tissu pigmenté, semblable à celui des cicatrices des muqueuses.

Le caractère général de ces altérations est d'être

exclusivement limité à la tunique muqueuse ; mais, on le conçoit, dans le cas d'ulcérations mettant à nu la musculeuse, les couches externes de l'intestin participent à l'inflammation qui en résulte. Dans ce cas, on trouve l'intestin tout entier épaissi, infiltré, ses gaines vasculaires enflammées et parfois ses veinules remplies de pus.

Intestin grêle. — L'intestin grêle subit les mêmes altérations, quoique à un moindre degré. Il présente donc (sauf les particularités d'aspect qu'il doit aux villosités et aux valvules conniventes) des lésions identiques. Mais, chez lui, les ulcérations bourgeonnantes sont plus rares; il en résulte que la muqueuse se laisse facilement pincer et soulever, ce qui a permis de croire à son intégrité. En revanche, l'atrophie de la couche glandulaire y est constante ; elle entraîne l'atrophie secondaire des autres tuniques, l'amincissement de la paroi et explique la difficulté qu'on éprouve à nourrir le malade. Consécutivement aussi elle présente, et c'est là la lésion que MM. Kelsch et Kiener donnent comme caractéristique de la diarrhée chronique, — lésion qui s'étend même à l'estomac et à l'œsophage, — la formation vésiculeuse dont la présence a si longtemps obscurci l'histoire de la diarrhée de Cochinchine.

(b). *Des viscères.* — Les lésions histologiques du foie, comme son aspect macroscopique, varient suivant le degré d'ancienneté de la diarrhée et les complications éventuelles de la maladie (alcoolisme, paludisme, tuberculose); mais, dans tous les cas, que l'organe soit hypertrophié ou atrophié, on y note des altérations vasculaires qui peuvent aller depuis la simple congestion jusqu'à la cirrhose périvasculaire. C'est d'abord, au premier degré, une simple dilatation du réseau capillaire ; puis « une légère densification des parois vasculaires, sans production d'éléments cellulaires jeunes dans les travées conjonctives de la glande, sans atrophie des cellules hépatiques, ni altération de leur forme ». A un degré plus élevé, « le tissu cellulo-vasculaire est le siège d'une faible infiltration de leucocytes..... les capillaires sont gorgés de sang et les cellules du parenchyme présentent un certain trouble qui cache leurs noyaux. » Enfin, on trouve « des lésions cirrhotiques avancées, avec de vrais îlots de tissu conjonctif de nouvelle formation, des vaisseaux scléreux et les cellules hépatiques aplaties par compression (1) ».

Nous empruntons ces observations à MM. Bertrand et Fontan, qui les ont faites en examinant le foie de « sujets qui n'étaient suspects ni d'éthylisme ni de paludisme » et qui en tirent des conclusions assez embarrassées, puisque, sauf la congestion du foie qui serait habituelle dans l'entéro-colite (ils ne disent point par quel mécanisme), ils attribuent toutes les autres altérations de ce viscère au paludisme, à l'alcoolisme ou à la tuberculose !

Mais, en outre, si l'on rapproche ces altérations de

____

(1) BERTRAND et FONTAN, *loc. cit.* (*Arch. de Méd. navale*, t. XLV, p. 346).

celles que M. Laveran (1) et MM. Kelsch et Kiener (2)
ont décrites dans le paludisme chronique, on voit que,
sauf la présence de pigment sanguin et de leucocytes
mélanifères dans le foie paludéen, elles sont identiques. Mais il ne faut pas oublier que les autopsies
de MM. Bertrand et Fontan ont été faites à Toulon,
longtemps après le début de l'impaludation. Or, M. Laveran (comme M. Kelsch du reste) a soin de faire
oberver que « la présence dans les petits vaisseaux
des éléments pigmentés caractéristiques du paludisme
n'est pas un caractère constant, car il peut se faire
que le paludisme guérisse, alors que la cirrhose du
foie qu'il a provoquée continue à évoluer (3) ». Nous
verrons plus loin que la clinique confirme cette interprétation du caractère des lésions hépatiques de la
diarrhée de Cochinchine.

Pour la rate, bien qu'elle ne présente pas le volume
considérable qu'elle atteint en général chez les paludéens et que, le plus souvent même, elle soit atrophiée,
elle offre au microscope des altérations analogues à
celles du foie, congestion, hyperplasie conjonctive,
souvent même pigmentation (Antoine). Le caractère
paludéen de ces lésions est reconnu par MM. Bertrand
et Fontan, à titre de complication il est vrai; mais,
comme M. Kelsch (4) l'a fort bien indiqué, l'hypertrophie splénique est loin d'être constante dans tous

---

(1) LAVERAN, *Traité des fièvres palustres*, p. 90.
(2) KELSCH et KIENER, *loc. cit.*, p. 547.
(3) LAVERAN, *loc. cit.*, p. 92.
(4) KELSCH et KIENER, *loc. cit.*, p. 544.

les foyers palustres. Au Tonkin, en particulier, on rencontre rarement ces rates énormes qui sont d'une observation commune en Algérie. Enfin, il se pourrait que, dans l'entérite chronique, la prédominance du processus congestif du côté de l'intestin et la spoliation sanguine qui résulte de la diarrhée empêchassent dans une certaine mesure, par une sorte de phénomène de compensation, la rate de subir l'augmentation de volume qu'elle acquiert dans les fièvres rebelles (1).

Du côté des reins, on n'observe, en général, qu'une congestion plus ou moins marquée, et parfois un commencement de sclérose.

Enfin, comme nous l'avons déjà signalé, MM. Bertrand et Fontan ont observé sur le pancréas des lésions inflammatoires qui démontrent nettement que cette glande participe à l'altération générale des glandes intestinales, et, si l'on rapproche ce fait de la tendance spéciale du paludisme à l'inflammation des organes glandulaires (2), on y trouvera une preuve nouvelle

(1) Ce fait avait d'ailleurs été signalé par DUTROULAU (*Maladies des Européens dans les pays chauds*) : « C'est dans les climats où la fièvre est endémique, dit-il, où elle revêt le plus fréquemment toutes les formes graves et où elle détermine le plus souvent la cachexie que l'état de la rate devrait être le plus constant et le mieux caractérisé, et pourtant il n'en est rien. L'absence complète de toute lésion apparente de cet organe s'y constate assez fréquemment, 20 fois sur 100 d'après mes observations ; les énormes gâteaux spléniques des cachectiques s'y observent moins fréquemment que dans les climats tempérés. »

(2) Foie, testicule, mamelle, corps thyroïde, ganglions lymphatiques, etc. Voir, à ce sujet, les thèses de CASTELLAN : *Influence du paludisme sur quelques organes glandulaires;* Montpellier, 1887; et MESSERER, *Des lésions viscérales de l'impaludisme;* Paris, 1886.

du rôle joué par cette intoxication dans l'étiologie de la diarrhée chronique.

3° **Hématologie.** — L'hématologie de la diarrhée de Cochinchine est un des chapitres aujourd'hui les mieux éclaircis de cette affection. MM. Bertrand et Fontan en ont fait une étude particulière, et j'ai pu, sur quelques malades et sur moi-même, par de nombreux examens du sang et de nombreuses numérations globulaires, suivre pendant plusieurs mois les variations de l'état du sang dans cette affection.

Disons immédiatement que, dans aucun cas, nous n'avons pu constater la présence dans le sang d'éléments figurés anormaux, en particulier des hématozoaires du paludisme décrits par M. Laveran (1). Les seuls éléments figurés que nous ayions observés au Tonkin sont, ainsi que nous l'avons dit plus haut, des granulations pigmentaires à l'occasion soit d'un accès fébrile, soit d'une poussée de diarrhée aiguë, soit d'une fatigue exagérée.

Ce pigment n'est point d'un noir intense, comme le disent MM. Cornil et Ranvier, ni en grains arrondis, comme le croient MM. Galippe et Beauregard (2); il est en fragments irréguliers, à cassures nettes comme un grain de sable et d'une couleur grenat

(1) Il ne faudrait pas en conclure que ces parasites n'existent pas. Nous sommes, au contraire, convaincu de l'exactitude des observations et des descriptions de M. Laveran ; mais, soit par inexpérience, soit par des fautes de technique, nous n'avons pu découvrir dans le sang des paludéens les diverses formes parasitaires qu'il a décrites.

(2) GALIPPE et BEAUREGARD, *Guide de micrographie* ; Paris, 1880, p. 376.

franc (1). Ces fragments sont volumineux dans le paludisme aigu, par exemple à la suite des accès fébriles violents, très fins, au contraire, semblables à une poussière cristalline, dans l'impaludisme latent. Presque toujours ils sont renfermés dans les leucocytes, mais quelquefois ils sont simplement accolés à ceux-ci ou mêmes libres (2). En tous cas, comme nous l'avons dit, ce pigment, chez les diarrhéiques, est en grains très petits, très peu abondants (à peine en trouve-t-on un ou deux grains dans un seul leucocyte sur la préparation, et difficilement), et il n'apparaît dans le sang de la pulpe du doigt qu'à l'occasion d'un léger mouvement fébrile, d'un traumatisme, d'une poussée diarrhéique aiguë, etc. (3).

Les globules rouges offrent généralement les caractères que l'on observe dans les anémies. Ils semblent

(1) Une seule fois j'ai noté une coloration particulière violet-améthyste de quelques grains de pigment ; dans un autre cas, j'ai trouvé de petites masses grumeleuses, bourgeonnantes, comme de la leucine, mais demi-transparentes et d'un rouge grisâtre rappelant la coloration de la fibre musculaire fraîche. S'agissait-il d'une variété de pigment ou d'amas d'hématoblastes ?

(2) Il arrive souvent, sur une préparation fraîche, qu'un grain de pigment paraît libre, tandis qu'il est renfermé dans un leucocyte transparent ; mais, si l'on attend quelques instants, le leucocyte devient granuleux et on voit que le pigment est renfermé dans son épaisseur. On distingue particulièrement bien les fins grains de pigment, caractéristiques de l'impaludisme latent, en examinant la préparation au bout de dix-huit heures ; le pigment se détache alors vivement au milieu des amas de granulations protéiques qui représentent les leucocytes en voie de destruction.

(3) J'ajoute que, tandis qu'au Tonkin je pouvais à volonté faire apparaître ce pigment dans mon sang, par exemple par une journée de chasse au soleil, quelques semaines après mon retour en France je n'en trouvais plus trace, même après une violente fatigue.

souvent augmentés de diamètre, comme Kelsch l'a observé dans le paludisme chronique (macrocythémie) et, sur les préparations, un grand nombre présentent cette décoloration spéciale que M. Hayem (1) a notée dans les affections graves et qui leur a fait donner les noms de *chlorocytes* ou d'*achromacytes*.

Enfin, les hématies offrent toujours une grande tendance à la déformation rapide. Dans certains cas, en particulier lorsqu'il survient des accès paludéens au cours de la diarrhée, la mort des hématies et leur passage à l'état sphérique ou dentelé nous a semblé extrêmement rapide.

Les globules blancs, sauf le cas de mélanémie, ne paraissent pas altérés.

Le chiffre des globules rouges est toujours diminué (2). Nous l'avons trouvé, dans nos numérations, oscillant de quatre à trois millions par millimètre cube, et l'on peut dire d'une façon générale que le chiffre des hématies est inversement proportionnel à la gravité de la diarrhée. Ainsi, quand la maladie guérit, on voit ce chiffre s'élever progressivement et régulièrement jusqu'au chiffre normal de cinq millions. Mais les poussées de diarrhée aiguë qui surviennent au cours de la diarrhée chronique modifient passagèrement ce rapport. On observe, en effet, alors, sous l'influence de la spoliation séreuse anormale que subit le sang, une augmentation passagère du chiffre

____

(1) Hayem; *Leçons sur les modifications du sang*, p. 286.

(2) M. Laveran, dans un cas grave de diarrhée de Cochinchine, n'a trouvé que 1,500,000 globules.

des globules, augmentation qui peut aller jusqu'à un million et qui trahit seulement la condensation anormale du sang, mais qui est rapidement suivie, lorsque les accidents aigus viennent à cesser, d'une diminution qui ramène toujours le chiffre des hématies au-dessous de ce qu'il était avant la poussée aiguë. Ainsi s'expliquent les résultats variables et en apparence paradoxaux de certaines numérations.

Mais, en outre de leur diminution quantitative, les globules rouges sont toujours appauvris qualitativement; ils renferment moins d'hémoglobine. Ce fait, constaté par M. Kelsch dans le paludisme chronique, a été directement vérifié, dans la diarrhée chronique des pays chauds, par M. Quinquaud (1) et pouvait d'ailleurs se déduire du simple aspect microscopique, de la décoloration des hématies dans cette maladie.

La diarrhée chronique est, en effet, l'une des affections qui détruit l'hémoglobine avec intensité. Ainsi, tandis que la proportion normale de l'hémoglobine est de 125 à 130 grammes par 1,000 grammes de sang, on la voit descendre à 65 et même à 60 grammes, et, si le malade doit succomber, à 52, 46 et 41 grammes. La capacité d'absorption du sang pour l'oxygène, qui est de 240 centimètres cubes pour 1,000 grammes de sang à l'état normal, tombe également, dans la diarrhée chronique, à 126 et à 116 centimètres cubes, et, lorsque la maladie s'aggrave, à 100, 90 et 80 centimètres cubes.

(1) Quinquaud, *Chimie pathologique*, p. 135.

Il est à remarquer que ni la dysenterie aiguë, ni la fièvre intermittente rebelle, qui s'en rapproche cependant, ne donnent des chiffres aussi bas. Dans la dysenterie, par exemple, M. Quinquaud a trouvé l'hémoglobine descendue à 114, 110, 104 0/00 et, dans une fièvre intermittente d'Afrique datant d'un an, il l'a trouvée à 93, 98, 104, c'est-à-dire à un taux très supérieur à celui de la diarrhée chronique.

Nous verrons plus tard l'interprétation qu'il faut donner à ces faits; mais déjà on peut en conclure que, comme les maladies infectieuses aiguës, la diarrhée chronique s'accompagne d'altérations hématiques graves rappelant celles des intoxications sanguines. Toutefois, fait intéressant et qui semble en désaccord avec les observations de M. Kelsch dans le paludisme chronique (1), l'hémoglobine se régénère, dans la diarrhée chronique, avec une grande facilité. Cette observation est consolante au point de vue du pronostic.

Quant au chiffre des globules blancs, nous l'avons trouvé constamment, comme M. Kelsch dans le paludisme chronique, en diminution absolue et relative vis-à-vis des globules rouges, de 1/500 à 1/1000 en moyenne. Toutefois, il paraît résulter des observations faites par Bertrand et Fontan qu'à la période ultime des diarrhées graves, le chiffre des leucocytes augmente considérablement dans le sang jusqu'à

_____

(1) KELSCH et KIENER, *loc. cit.*, p. 543. Ces auteurs estiment que, dans le paludisme chronique, les globules se régénèrent plus rapidement que l'hémoglobine.

constituer, dans les jours qui précèdent la mort, une véritable leucocytose. A ce moment, au contraire, le chiffre des globules rouges tombe à son minimum, mais ils présentent un diamètre notablement agrandi.

En définitive, abstraction faite de ces altérations sanguines, le processus anatomique de la diarrhée de Cochinchine ne diffère point de celui de la dysenterie. Si, dans ce dernier cas, l'infiltration des tuniques intestinales est plus massive, plus aiguë et aboutit à une gangrène par larges lambeaux avec hémorrhagies dépendant du sphacèle des vaisseaux, dans la diarrhée le processus est plus lent, plus régulier, plus silencieux, sinon plus bénin, mais la lésion élémentaire est la même. Il y a entre les deux cas la différence de la nécrose à la carie, de la gangrène sèche ou humide à la gangrène moléculaire ; mais, dans les deux cas, l'ulcération résulte d'une infiltration de la muqueuse et de la sous-muqueuse par des éléments embryonnaires qui s'éliminent à la façon du bourbillon du furoncle ou de l'exsudat du phlegmon.

Ainsi s'expliquent la transformation fréquente de la diarrhée en dysenterie, et réciproquement, l'apparition des poussées de dysenterie aiguë au cours d'une diarrhée chronique, la coïncidence de ces affections au cours de l'intoxication palustre. Car le caractère des lésions anatomiques du paludisme dans les tissus est précisément cette hyperplasie conjonctive, cette infiltration du squelette des organes par des éléments embryonnaires qui aboutit soit à l'hypertrophie simple (hypertrophie du foie et de la rate), soit à la suppuration et à la gangrène (abcès du foie et dysenterie).

Symptomatologie.

L'un des arguments sur lesquels les partisans de la dualité de la dysenterie et de la diarrhée de Cochinchine se sont appuyés avec le plus de complaisance est tiré de la différence de symptômes que l'on observe dans les cas-types de ces deux affections, absolument comme si, des dissemblances cliniques d'une tuberculose pulmonaire aiguë et d'une tuberculose pulmonaire chronique, il fallait conclure à l'indépendance nosologique de ces deux maladies.

Dans un cas, disent-ils, la maladie débute brusquement; les selles, en partie constituées par du mucus demi-solide, du frai de grenouille, renferment, avec du sang, des débris sphacélés de la muqueuse intestinale... C'est la dysenterie. Dans l'autre cas, le début est lent, insidieux, apyrétique, les évacuations ne renferment ni sang ni mucus, ne s'accompagnent pas d'épreintes douloureuses et sont constituées uniquement par une sorte de purée ou par un liquide séreux, abondant, délayé, manifestement catarrhal.

C'est ainsi, en effet, que se passent les choses dans les cas-types de dysenterie ou de diarrhée chronique, et si, durant toute leur évolution, ces deux affections conservaient cette unité symptomatique, il y aurait

là des caractères différentiels assez tranchés pour ne
pas discuter leur indépendance ; mais, en réalité, il est
loin d'en être ainsi en clinique et, quand on étudie
chaque symptôme en particulier, on s'aperçoit qu'il
en est de ces caractères comme, en anatomie pathologique, de l'existence des ulcérations ; que les dualistes ont basé leur doctrine beaucoup plus sur une
conception théorique que sur des observations posi-
tives.

L'accord cesse, en effet, chez les dualistes quand il
s'agit de différencier la dysenterie chronique de la
diarrhée de Cochinchine. Les deux affections sont
si voisines, leurs symptômes sont si difficiles à séparer
que la plupart, comme M. Roux (1), devant cette
identité, déclarent que « ce n'est pas dans l'étude des
symptômes qu'on pourra puiser les éléments d'un
diagnostic différentiel ».

Pour cet auteur, c'est dans l'étiologie seule que
réside la différence ; faible argument, comme on le
voit, car une même affection peut se développer sous
l'influence de causes très différentes. Mais on s'é-
tonne bien davantage quand on voit M. Roux, qui est
aujourd'hui le champion le plus ardent du dualisme,
écrire en tête du chapitre *Étiologie* de la diarrhée de
Cochinchine : « Si l'étiologie de la dysenterie est bien
établie, en revanche nos connaissances sur le mode
d'origine de la diarrhée chronique sont très vagues,
pour ne pas dire nulles (2). » Comment donc baser

(1) F. Roux, *Traité des maladies des pays chauds,* t. II, p. 115.
(2) F. Roux, *loc. cit.,* t. II, p. 118.

sur des connaissances nulles une interprétation rationnelle?

Mais, bien plus, c'est au chapitre *Symptomatologie* que cet auteur indique le seul « caractère différentiel important » qui existe entre les deux affections et, par une étrange pétition de principes, ce caractère est précisément la présence ou l'absence d'une dysenterie antérieure (1). Tout malade atteint de diarrhée chronique qui a présenté des symptômes de dysenterie au début ou au cours de son affection est, pour Roux, un dysentérique; tout diarrhéique qui n'a pas eu d'attaque antécédente de dysenterie n'a qu'une diarrhée chronique simple. — La distinction est catégorique; mais, outre qu'elle préjuge la question de savoir si la dysenterie chronique ne peut s'établir d'emblée, elle suppose que la diarrhée chronique et la dysenterie sont deux affections différentes, ce qui précisément était à démontrer; enfin, elle pèche par la base, c'est-à-dire par l'observation, en ce sens, comme on le verra plus loin, qu'il n'y a peut-être pas de malade atteint de diarrhée chronique qui n'ait présenté à un moment donné, au début ou dans le cours de son affection, des symptômes dits *de dysenterie*.

Examinons d'ailleurs ces symptômes.

Les coliques, les épreintes anales, le ténesme vésical, ne sont nullement caractéristiques de la dysenterie. On ne les observe que dans les formes très

---

(1) F. Roux, *loc. cit.*, t. II, p. 145.

graves de cette maladie et, croyons-nous, exceptionnellement au Tonkin.

Il en est de même de la présence de lambeaux sphacélés de la muqueuse dans les selles et de l'odeur gangreneuse qui en résulte ; ce sont des accidents qui caractérisent une des formes, la plus redoutable, de la dysenterie, mais qu'on n'observe point dans les formes banales.

C'est à la présence de sang et de mucus dans les selles et aux caractères cliniques du début qu'on a attribué la principale valeur différentielle entre les deux affections.

Or, rien n'est plus variable que l'abondance du sang et du mucus dans les selles des dysentériques et il est telle forme de dysenterie, comme celle qui a reçu le nom de *dysenterie séreuse* (1), où les évacuations ne diffèrent en rien de celles de la diarrhée simple. Dans la dysenterie chronique, dit M. Roux (2), les selles sont « le plus souvent lientériques » ; pour MM. Kelsch et Kiener (3), elles sont « tout à fait liquides, tantôt semblables à une purée jaunâtre, tantôt fortement bilieuses ». Dans ces cas, par conséquent, il n'y a ni sang ni mucus.

En outre, le début de la dysenterie est loin d'être toujours aigu. La plupart des auteurs, en particulier Bérenger-Féraud, d'Ormay, Bourgarel, etc., ont

(1) SECOND, *Documents relatifs à la méthode éclectique dans la dysenterie;* Paris, 1836. CORNUEL, *Mémoire sur la dysenterie observée à la Basse-Terre;* Académie de Médecine, 1840.

(2) F. ROUX, *loc. cit.*, t. II, p. 101.

(3) KELSCH et KIENER, *loc. cit.*, p. 65.

décrit une forme *insidieuse* de cette affection dans laquelle le début est absolument semblable à celui de la diarrhée de Cochinchine. Bourgarel (Thèse de Montpellier, 1866) va jusqu'à confondre ensemble ces deux affections et pense que la diarrhée chronique est « le véritable début de la dysenterie insidieuse ».

— « Plus fréquente dans les pays malsains, dit Bérenger-Féraud (1), pendant la saison des pluies, chez des sujets déjà débilités par l'anémie, la congestion du foie et toutes les causes de dépression, elle commence le plus souvent d'une manière tellement silencieuse, que ce n'est que lorsqu'elle est en pleine activité déjà qu'on songe à porter le diagnostic. » Pour notre part, nous avons fréquemment observé cette forme au Tonkin, sur d'anciens paludéens, en particulier sur les Arabes.

Donc, ni l'acuité du début, ni la présence du sang et du mucus dans les selles ne sont des phénomènes constants dans la dysenterie. Mais, en revanche, il n'est pas rare de les observer dans les diarrhées simples, surtout dans les diarrhées tropicales. Nul n'ignore, par exemple, la violence et la soudaineté d'invasion de certaines entérites paludéennes dont l'hémorrhagie intestinale constitue un caractère des plus nets. D'autre part, dans la simple diarrhée bilieuse des pays chauds, il n'est pas rare, en particulier aux approches de la guérison, de voir la partie liquide des selles disparaître et celles-ci n'être plus

____

(1) BÉRENGER-FÉRAUD, *Traité théorique et pratique de la dysenterie*, 1883.

constituées que par des amas vitreux, jaunâtres, semblables à de la gelée de pommes et formés de mucus presque pur.

Enfin, et c'est là le point essentiel, si, comme l'ont fait MM. Bertrand et Fontan (1), on soumet à un interrogatoire minutieux les malades atteints de diarrhée de Cochinchine, si on se livre à une analyse consciencieuse des observations publiées et à une enquête sévère des faits observés, et si, après cela, à l'exemple de M. Roux, on écarte, comme appartenant à la dysenterie, tous les faits dans lesquels les malades ont présenté à un moment donné des déjections muco-sanguinolentes, on s'aperçoit qu'il n'en reste aucun pour la diarrhée chronique.

Nous sommes donc fondé de dire que le caractère différentiel entre la dysenterie et la diarrhée chronique, que l'on avait voulu tirer, en clinique, de la présence ou de l'absence du sang et du mucus dans les évacuations, est une distinction théorique, artificielle, au même titre que celle qu'on avait prétendu tirer, en anatomie pathologique, de la présence ou de l'absence des ulcérations intestinales. Dans les deux cas, il y a des ulcérations; dans les deux cas, il peut exister ou ne pas exister des selles muco-sanguinolentes; dans les deux cas, par conséquent, l'observation dément la distinction arbitraire faite entre les deux affections.

Bien d'autres faits encore pourraient être allégués

____

(1) BERTRAND et FONTAN, *loc. cit.*(*Arch. de Méd. navale*, t. XLV, p. 407).

en faveur de l'identité. On sait, par exemple, qu'une des complications spécifiques de la dysenterie est l'existence de paralysies qui dénotent la nature infectieuse de cette maladie. Or, une observation de Delioux, reproduite par MM. Bertrand et Fontan (1), chez un malade atteint d'une « diarrhée chronique sans déjections muco-sanguinolentes, mais avec de nombreuses ulcérations siégeant sur le gros intestin » et qui succomba à une myélite ascendante, démontre que ces paralysies existent aussi dans la diarrhée chronique.

Faut-il en conclure, avec MM. Kelsch et Kiener, que la dysenterie et la diarrhée chronique peuvent coexister et coexistent souvent? Cette conclusion n'est, comme on l'a vu, étayée ni par l'anatomie pathologique ni par la clinique et il nous semble plus rationnel d'admettre, avec Bertrand et Fontan, qu'il s'agit là d'une seule et même affection; en d'autres termes, que « la diarrhée chronique endémique n'est qu'une forme de la dysenterie chronique » (Corre) (2).

Si nous avons si longuement insisté, au chapitre de l'anatomie pathologique d'abord, puis à propos de la symptomatologie, sur cette question de l'identité de la dysenterie et de la diarrhée chroniques, c'est qu'il ne s'agissait pas seulement d'une discussion doctrinale. Cette digression était nécessaire, non seulement pour déblayer le terrain, mais aussi pour éclairer la question du début de la diarrhée de

---

(1) Bertrand et Fontan, *loc. cit.* (*Arch. de Méd. navale*, t. XLVI, p. 288).

(2) Corre, *Traité clinique des maladies des pays chauds*, p. 680.

Cochinchine, en montrant la parenté immédiate qu'ont entre elles, dans les pays chauds, toutes les affections intestinales aiguës et chroniques. Or, si l'on se rappelle ce que nous avons dit à propos de l'étiologie de la diarrhée chronique et de la dysenterie, on verra que la notion du paludisme est inséparable de la question du début de la diarrhée endémique, et c'est pour avoir oublié ce fait que les auteurs se trouvent en désaccord sur le mode de début de cette affection.

Pour les uns, en effet, la diarrhée est toujours primitive ; pour les autres, elle peut succéder à une dysenterie aiguë. En fait, il faut encore élargir le cadre de ce mode de début et dire : *La diarrhée chronique peut être l'aboutissant de toutes les entérites des pays chauds.*

Ce n'est pas, en effet, du jour au lendemain, en vingt-quatre heures, qu'une diarrhée chronique s'établit chez un malade. Longtemps avant que le patient ne perde de son poids, avant que son appétit ne diminue, que ses sécrétions intestinales ne soient altérées, que ses selles ne prennent leur odeur caractéristique, il traînait une diarrhée plus ou moins rebelle, souvent bilieuse, peu gênante, à laquelle il ne faisait pas grande attention, mais qui n'en a pas moins été le premier stade, la période de début de son affection.

C'est pour avoir confondu ces diarrhées rebelles, d'origine généralement palustre, du début de la diarrhée de Cochinchine avec la maladie elle-même, que certains auteurs, comme M. Roux et MM. Bertrand et Fontan eux-mêmes, ont pu croire à la réalité de ces observations étranges de diarrhées chroniques contractées par un simple séjour de vingt-quatre heures en rade de Saïgon, ou de diarrhées ne se manifestant « qu'après le retour des Européens en France, alors même qu'ils n'ont fait en Cochinchine qu'un court voyage d'aller et retour (1). » — Dans ces cas, nous le répétons, il s'agissait de diarrhée palustre rebelle, mais non de diarrhée chronique.

La diarrhée chronique est constituée par un ensemble de phénomènes dépendant de l'altération profonde des tuniques intestinales et dont l'amaigrissement progressif, la perte de poids du corps est en quelque sorte le critérium. Mais ces phénomènes ne sont pas primitifs, ils ne s'établissent que lorsque l'intestin est déjà malade depuis un certain temps, pouvant succéder à toutes les formes de l'entérite palustre.

De là, la nécessité de diviser les symptômes de la diarrhée chronique en deux périodes : une *période de début*, dans laquelle la diarrhée chronique n'est pas encore constituée et qui varie avec la forme, le caractère et l'acuité de l'entérite initiale, et une *période d'état*, toujours identique, quel que soit le mode de début, et qui représente la véritable diarrhée de Cochinchine.

(1) F. Roux, *loc. cit.*, t. II, p. 145.

1° *Période de début*. — Elle pourrait s'appeler aussi, lorsque la diarrhée chronique ne succède pas à une dysenterie aiguë, *période prédysentérique ;* mais cette désignation semblerait exclure l'un des modes de début précisément les plus communs de l'affection.

Comme nous l'avons dit, la diarrhée chronique peut être la conséquence de toutes les entérites des pays chauds et l'on sait combien nombreuses sont ces entérites sous la double influence du paludisme et des infections exotiques. Entérites névralgiformes, diarrhée palustre rebelle, diarrhée bilieuse, entérite cholériforme, entérite hémorrhagique, entérite gangreneuse, etc., peuvent être le point de départ d'une diarrhée chronique, et, dans ce cas, la notion spécifique de la cause est indifférente. Si le paludisme doit être invoqué le plus souvent, c'est que c'est la cause la plus ordinaire, banale, des entérites tropicales ; mais nous avons pu observer aussi une diarrhée chronique succédant à une attaque franche de choléra épidémique.

En conséquence, rien n'est plus variable que le mode de début de la diarrhée de Cochinchine. Elle peut succéder à une dysenterie aiguë ou s'établir sans avoir été précédée de selles sanguinolentes et, dans ce dernier cas, la diarrhée prédysentérique peut être le résultat d'un catarrhe intestinal aigu ou d'une diarrhée habituelle, en apparence inoffensive ; telle est la diarrhée palustre.

En général, les choses se passent de la façon suivante : un individu est pris de fièvre intermittente ; il accuse, au début, des phénomènes d'embarras gastrique avec de la constipation ; mais, du cinquième au huitième jour, tantôt dans le cours de la fièvre, tantôt dans la convalescence, survient une diarrhée bilieuse, avec coliques douloureuses, qui, le plus souvent, cesse sous l'influence de la diète, du repos et de quelques gouttes de laudanum, mais qui, si le malade est indocile et commet des écarts de régime, peut persister durant longtemps et devenir un état habituel.

D'autres fois, mais plus rarement, la diarrhée débute avec la fièvre. Elle s'accompagne alors de vomissements abondants, porracés, d'anxiété épigastrique, de point de côté hépatique et de tout le fracas des accès bilieux. — (Il faut se garder, dans ce cas, malgré la fièvre et l'état saburral de la langue, de prescrire un éméto-cathartique ou un purgatif violent ; l'ipéca traditionnel produit même parfois des aggravations dangereuses de la diarrhée, et l'émétique conduit presque fatalement à un accès cholériforme. L'opium, au contraire, associé à la quinine, réussit admirablement).

Mais il n'est pas indispensable, pour que la diarrhée s'établisse, que le malade ait eu de la fièvre au début. Il est, comme nous l'avons dit, une forme d'intoxication palustre particulièrement commune en Indo-Chine, normale du reste chez les indigènes, qui ne se traduit que par des phénomènes peu accusés, anémie lente, faiblesse générale, lourdeur de l'intelligence, diminution de l'appétit, facilité de la fatigue et de la transpiration, dyspepsie, langue blanchâtre, céphalalgie vespérale, frissonnements ou mouvements fébriles passagers, coloration bistrée de la peau, etc., dont la diarrhée constitue précisément le phénomène essentiel.

Cet état d'*impaludation latente* se rencontre fréquemment chez les Européens et peut débuter dès les premières semaines de leur séjour sous les tropiques ; il est grave parce que sa nature est souvent méconnue et que, s'il dure parfois des mois et des années, il peut également, sans autre avertissement préalable, conduire aux formes les plus graves du paludisme, la cachexie et l'accès pernicieux ; enfin, il précède toujours et accompagne la diarrhée de Cochinchine. Or, la diarrhée est, comme nous l'avons dit, la caractéristique principale de cet état.

Qu'elle se déclare, d'ailleurs, au cours ou à la suite d'une fièvre palustre ou dans l'impaludisme latent, les caractères de cette diarrhée sont identiques. C'est, au début, une diarrhée bilieuse qui se produit après les repas ou à la suite du moindre refroidissement. Le malade est pris subitement de coliques dans la région ombilicale, court à la garde-robe et évacue un flot verdâtre, abondant, très liquide, presque inodore, composé parfois de bile presque pure. Les coliques cessent aussitôt et tout rentre dans l'ordre jusqu'à une nouvelle évacuation.

Dans certains cas, les évacuations sont plus nom-

breuses, plus rapprochées ; une légère teinte subic-
térique des conjonctives, une légère hypertrophie du
foie avec sensibilité vive à la pression dans la région
de la vésicule et des vomissements bilieux indiquent
alors la part que prend l'appareil biliaire dans la
genèse de ces accidents.

Le plus souvent, d'ailleurs, ces accidents se dissipent rapidement, soit spontanément, soit à l'aide
d'une médication opiacée, soit à l'aide d'un changement de régime; mais ils récidivent fréquemment.
De récidive en récidive, la durée des attaques se pro-
longe, la diarrhée devient habituelle ; mais les selles
subissent en même temps une transformation qui
indique qu'à l'élément bilieux, qui prédominait au
début, se substitue un élément inflammatoire. — Les
évacuations, en effet, deviennent plus grasses, moins
copieuses et plus pâles, leur liquide diminue, leur
couleur passe du vert au jaune verdâtre ; les flocons
muqueux, qui, au début, nageaient dans la bile et
qu'au microscope on reconnaît être des débris de
l'épithélium des follicules en voie de dégénérescence,
deviennent plus denses, s'agglomèrent et forment une
sorte de gelée qui donne aux selles un aspect colloïde,
mucilagineux. Parfois même, il y a de la constipation
passagère, mais les selles sont alors entourées d'une
sorte d'enduit laiteux, graisseux ou vitreux. En même
temps, l'odeur des garde-robes devient plus accentuée.
Aux poussées colliquatives du début se substitue une
douleur sourde permanente, sujette à des exacerbations et qui parfois, par exemple à la suite des

refroidissements, devient très vive. Telle est la *diarrhée palustre*.

Cet état peut durer longtemps, et c'est alors qu'il a été confondu avec la diarrhée de Cochinchine. De temps en temps, il est traversé par des poussées bilieuses aiguës, comme au début de la diarrhée, orages passagers que ramène un excès, un refroidissement ou un accès de fièvre intercurrent.

D'autres circonstances encore, qui autrefois passaient inaperçues, exagèrent aussi la diarrhée : telles les fatigues, telle la fumée du tabac, auparavant inoffensive, ou le petit verre habituel. Le malade fait peu d'exercice et se résout à ne plus fumer ; mais, en général, comme il n'a que trois ou quatre garde-robes dans la journée, il ne s'affaiblit et ne s'amaigrit pas visiblement ; attribuant au climat, aux eaux du pays, au changement d'hygiène, ces accidents, dont la fréquence lui semble banale, il ne se soigne pas, parfois même ne modifie pas son *modus vivendi* et en arrive tout doucement à la *diarrhée chronique*.

Cependant, la diarrhée chronique a encore d'autres modes de début, ou du moins, avant d'aboutir à ce stade ultime de son évolution, l'entérite paludéenne peut passer par d'autres formes qui peuvent être regardées comme autant de modes de début de la diarrhée de Cochinchine.

Que, dans le cours de l'impaludation latente dont la diarrhée est déjà une modalité d'expression, il survienne une poussée paludéenne aiguë, un paroxysme fébrile, cette poussée, ce paroxysme, aboutiront presque toujours, en raison de la saturation palustre de l'organisme et de la prédisposition morbide de l'intestin, à des accidents intestinaux graves. De là, indépendamment des poussées bilieuses dont nous avons parlé, de nouvelles manifestations, telles que les *crises de coliques*, sortes d'attaques douloureuses sans évacuations, qui font, parfois pendant des heures, pousser des cris et des gémissements aux malades ; des *diarrhées chlolériformes*, véritables accès pernicieux qu'il est presque impossible de distinguer du choléra asiatique ; des poussées d'*entérite hémorrhagique* ou *gangreneuse* de la plus haute gravité. Nous dirons seulement un mot de ces dernières, parce qu'il n'est pas rare de les voir précéder le développement de la diarrhée chronique.

L'entérite hémorrhagique — dont nous avons été nous-même atteint — est fréquente, durant la saison chaude, dans les régions boisées du Haut-Tonkin ; mais on l'observe encore, de juin à septembre, vers le sommet du Delta. Elle se manifeste, au début, par une augmentation légère de fréquence des selles, qui deviennent aqueuses, puis de la prostration, de la céphalée, de l'insomnie et des coliques ; au bout de vingt-quatre heures éclatent des vomissements : la température monte aux environs de 40° ; les coliques s'exaspèrent, continues, étendues, avec des exacerbations aiguës, excruciantes ; le malade se tord et gémit comme dans les attaques les plus violentes du *miserere;* les selles en même temps deviennent d'une fréquence extraordinaire, 30 à 50 fois dans les vingt-quatre heures ; toujours liquides, sanguinolentes au début, elles se foncent rapidement en couleur jusqu'à être constituées par un liquide inodore, tachant le linge comme du sang mélangé d'eau, ou même par du sang pur. La transsudation sanguine qui s'effectue de la sorte est d'une incroyable abondance ; elle dépasse parfois 3 ou 4 litres dans une seule journée, et nous l'avons vue, dans un cas de fièvre rémittente, amener la mort à la façon d'une ulcération intestinale. La langue est très sale, la soif intense, les urines sont supprimées. — Peu à peu cependant, dans les cas heureux, ces phénomènes s'amendent à partir du troisième ou quatrième jour ; la température descend, les coliques perdent le caractère de tranchées intestinales, les selles s'éclaircissent, perdent leur caractère sanglant et se rapprochent, comme odeur et comme aspect, des selles de la diarrhée palustre, renfermant en grande quantité une matière colloïde, laiteuse ou graisseuse ; l'embarras gastrique diminue et, à partir du sixième ou septième jour, le malade entre en convalescence.

Dans d'autres cas, la marche est moins favorable. La mort, comme nous l'avons dit, peut survenir par la violence de l'hémorrhagie, sans qu'on trouve à l'autopsie autre chose que de la congestion intestinale ; ou bien les selles prennent, dès le troisième jour, une odeur fétide et renferment, avec du sang, des débris sphacélés et des lambeaux de muqueuse. L'entérite est alors gangreneuse, elle aboutit à la *dysenterie*. C'est à une entérite de ce genre que succomba le regretté Paul Bert.

La dysenterie néanmoins n'a pas, le plus souvent, cette bruyante origine. Elle s'établit silencieusement ou du moins timidement à la suite d'un accès de fièvre ou au cours d'une diarrhée palustre ; mais il est exceptionnel, au Tonkin du moins, de la voir débuter sans avoir été précédée d'une diarrhée d'une certaine durée. Dans tous les cas, si le malade n'est pas emporté dans la période d'acuité des accidents, s'il n'est point rapatrié et ne guérit pas, comme cela se passe dans les dysenteries insidieuses, on voit peu à peu le tenesme se calmer, le mucus et le sang disparaître des déjections, les forces diminuer et la diarrhée chronique se constituer.

2° *Période d'état.* — La diarrhée chronique représente donc, en définitive, le degré ultime des processus divers que nous venons de dépeindre, la période à laquelle, les glandes intestinales n'existant plus, l'intestin est devenu incapable de transformer les aliments, même les plus assimilables.

De là, l'émaciation rapide du malade ; de là, la putréfaction intestinale rapide des aliments, la coloration spéciale, la fluidité, la mauvaise odeur des selles et, comme conséquence, une septicémie lente qui joint ses ravages à ceux de l'inanition.

Nous passerons en revue chacun de ces symptômes. Le plus important est fourni par la diarrhée.

A. **Selles.** — Rien n'est plus variable que le nombre, la couleur et la consistance des selles à la période d'état de la diarrhée chronique ; en général, elles ne sont pas très fréquentes, quatre à six dans les

vingt-quatre heures, assez abondantes, n'augmentant
de nombre qu'à l'occasion des poussées aiguës qui
interviennent si souvent dans la marche de l'affection.
Elles se s'accompagnent pas de coliques proprement
dites, mais simplement d'un besoin avertisseur, douloureux, diffusé dans tout l'abdomen, annonçant
l'urgence de l'évacuation et qui cesse avec celle-ci ; à
l'évacuation, au contraire, succède une sensation de
soulagement. C'est presque toujours le matin ou
après les repas qu'ont lieu les garde-robes.

Presque toujours avec les selles, quand elles sont
liquides, le malade évacue en abondance des gaz
fétides qui donnent au liquide un aspect aéré, spu-
meux ; il semble que ce liquide ait été brassé avec de
l'air.

La consistance, parfois pâteuse au début, devient
de plus en plus liquide ; en général, c'est celle d'une
purée très claire, huileuse, renfermant des flocons
et des débris solides en suspension, jaunâtre d'abord,
parfois verdâtre, mais qui s'éclaircit peu à peu, jusqu'à
une teinte gris foncé ou café au lait clair. Quelquefois
même, comme dans la *diarrhœa alba* des Indes, les
évacuations sont complètement décolorées, d'une
teinte mastic, ce que les auteurs anglais attribuent à
l'atteinte de la sécrétion biliaire qui succède à l'hypersécrétion du début.

L'odeur est caractéristique, et ce phénomène est
important parce qu'il marque la transition de la
diarrhée simple à la diarrhée chronique. Cette odeur
est fétide, mais d'une fétidité spéciale, différant de

l'odeur fécale habituelle, âcre, piquante, pénétrante, rappelant à la fois l'aigre et le pourri, se rapprochant un peu de cette odeur mordicante des cancers du col utérin chez la femme et, comme celle-ci, s'attachant au linge et au malade lui-même.

Au microscope, un fait remarquable, qui marque le passage de la diarrhée aiguë à la diarrhée chronique, est la disparition dans les selles des débris épithéliaux et des glandules intestinales. Nous avons dit que, dans la période de début, les matières muqueuses, colloïdes, laiteuses ou graisseuses renfermaient en grande quantité ces éléments anatomiques en voie de régression, mélangés à du mucus. Dans la période d'état, à peine rencontre-t-on quelques cellules épithéliales difficiles à reconnaître, mélangées à de rares globules pyoïdes. Nous ne parlerons pas des résidus alimentaires, variables suivant l'alimentation du malade et représentant les débris de cette alimentation. Arrivons-en aux parasites.

C'est, comme on le sait, en 1877, que Normand (1) pour la première fois signala, dans les matières alvines des malades atteints de diarrhée de Cochinchine, la présence d'un parasite spécial, qu'il nomma *anguillule stercorale*. Ce parasite, bien étudié par Bavay (2) et par Laveran (3), plus tard par Dounon (4), ne tarda pas

---

(1) NORMAND, Mémoire sur la diarrhée dite de Cochinchine (*Arch. de Méd. navale*, 1877).

(2) BAVAY, *Note sur l'anguillule intestinale*. Ibid.

(3) LAVERAN, Note relative au nématoïde de la diarrhée de Cochinchine (*Gazette hebdomadaire*, 1877).

(4) DOUNON, *Mémoires divers ;* Toulon, 1877-78.

à être considéré comme la cause unique, spécifique de la diarrhée, par conséquent comme un élément pathognomonique de cette affection. Nous avons dit le règne éphémère qu'eut cette théorie. — Pour notre part, d'ailleurs, sur une dizaine de malades, presque tous Annamites, dont nous avons examiné les selles au Tonkin et sur nous-même, nous n'avons jamais rencontré ce parasite.

Quoi qu'il en soit, l'anguillule est un ver transparent, en forme d'ascaride, de 1 millimètre de longueur et de 30 à 40 μ de largeur, qui, en effet, pullule fréquemment dans les selles des malades atteints de vieilles diarrhées chroniques. Leurs œufs arrondis ou ovalaires, renfermant tantôt une matière granuleuse, opaque, tantôt un ver délié, enroulé sur lui-même et mobile, abondent également dans les selles.

Il est aujourd'hui bien démontré que ces parasites ne jouent aucun rôle dans l'étiologie de la diarrhée chronique. En effet, comme l'a montré Girard de la Barcerie, la pullulation parasitaire est postérieure à l'établissement de la diarrhée. Ce n'est que lorsque, sous l'influence de la destruction progressive des glandes intestinales et surtout de la diminution de la sécrétion biliaire (Corre), le contenu intestinal a perdu ses propriétés digestives qu'il devient un milieu favorable au développement des parasites et que l'anguillule y apparaît.

L'anguillule, en effet, organisme délicat, que le contact du moindre liquide irritant suffit à ratatiner et à tuer, ne pourrait vivre ni se multiplier dans

l'intestin sain. En outre, c'est très probablement en
Europe où, comme l'ont fait voir les recherches des
helminthologistes, les germes d'anguillules abondent
dans les poussières du sol et les eaux stagnantes (1),
que ce parasite s'introduit dant l'intestin des diarrhéiques.

Mais l'anguillule stercorale n'est pas le seul des
parasites qui aient été observés dans la diarrhée de
Cochinchine. M. Normand en décrivit bientôt un
second, auquel M. Bavay donna le nom d'*anguillule
intestinale*, mais que Golgi et Monti démontrèrent
n'être qu'un état de transformation passagère de l'anguillule stercorale. Puis M. Dounon, élargissant la
question, tout en demeurant un partisan convaincu
de l'origine parasitaire de la diarrhée chronique, sou-
tint que si, dans certains cas, cette affection est produite par l'anguillule, dans une foule d'autres elle est
provoquée par des parasites très divers; en d'autres
termes, que l'anguillule n'est point spécifique. Il
décrivit, en conséquence, six variétés de parasites dans
la diarrhée de Cochinchine, parmi lesquels l'ankylostome et le trichocéphale (2).

Bien d'autres parasites encore ont été signalés,
tels des ascarides, des oxyures, des ténias, des distomes (3), ce qui revient à dire que la présence de
ces parasites dans l'intestin des diarrhéiques n'a

(1) Mahé, *Archives de Médecine navale*, 1879, p. 348.

(2) Dounon, *De la diarrhée de Cochinchine et des affections parasitaires ;* Toulon, 1877, in-8°.

(3) Bizzozero et Firket, *Manuel de microscopie clinique ;* Bruxelles,
1885.

aucune valeur ; elle est seulement la conséquence et la preuve du changement de réaction des liquides intestinaux et de leur impuissance digestive. Pour notre part, les parasites que nous avons le plus ordinairement rencontrés au Tonkin sur les diarrhéiques sont les œufs de distome, de trichocéphale et d'ascaride ; presque tous les Annamites atteints de diarrhée chronique en présentaient dans leurs selles.

Quant aux bactéries et aux infusoires qui fourmillent dans les selles des dysentériques et auxquels on a voulu donner une valeur étiologique ou spécfique, nous pensons également que leur développement dépend de conditions trop variables et que leur étude, du reste, est trop peu avancée pour qu'il soit possible de poser à leur sujet des conclusions légitimes. Une goutte de matière liquide provenant d'une diarrhée chronique, délayée dans l'eau stérilisée, desséchée à la flamme et colorée au violet de méthyle ou de gentiane, puis examinée à un fort grossissement, montre des millions, une véritable *purée* d'organismes de toute espèce qu'il faudrait dissocier, séparer par l'ensemencement, cultiver et étudier à part, ce qui n'a pu encore être réalisé.

On ne peut donc, jusqu'à présent, ajouter une grande foi à la découverte d'organismes plus ou moins spécifiques isolés du contenu intestinal des dysentériques. M. Moty (1), en 1882, aurait observé des organismes spéciaux, mais que néanmoins il ne

____

(1) MOTY, *Recueil de mémoires de médecine militaire*, 1882, p. 501.

considère nullement comme spécifiques, auxquels il donne le nom de *truitules;* Bienstock (1) y a décrit le *bacterium coli commune;* Recklinghausen, Waldeyer et Yeo, une bactérie spéciale qu'ils appellent *mycosis intestinalis* (2); Kartulis (3), un amibe qu'il a retrouvé également dans les abcès dysentériques du foie; M. Treille (4), un bacille courbe analogue au bacille virgule du choléra. Bien d'autres espèces pourraient être isolées et décrites, mais, jusqu'à ce jour, la valeur spécifique de ces espèces n'a pas été démontrée d'une façon suffisante pour être admise sans conteste. Le microbe générateur de la diarrhée de Cochinchine, dont on est bien obligé d'admettre l'existence théorique si l'on considère cette affection comme une forme de dysenterie chronique, reste encore à découvrir.

En revanche, à côté des parasites et de leurs œufs, Normand avait déjà décrit, en 1877, dans l'intestin des diarrhéiques des corps d'apparence circulaire, ovale ou pyriforme que Robin aurait signalés également dans les déjections des cholériques ; MM. Bertrand et Fontan (5) les ont également constatés dans les selles de leurs malades et, pour notre part, c'est le seul élément figuré constant que nous ayons rencontré dans nos examens.

<hr>

(1) Bienstock, *Zeitschrift für Klinische Medicin,* 1884.
(2) F. Roux, *loc. cit.,* t. II, p. 131.
(3) Kartulis, *Virchow's Archiv.,* 1886, t. CV, p. 3; *Centralblatt für Bakteriologie,* 1887, t. II, p. 746; et 1890, t. II, n° 2.
(4) Treille, Académie de Médecine, 2 septembre 1884.
(5) Bertrand et Fontan, *loc. cit. (Arch. de Méd. navale,* t. XLVI, p. 113).

Nous ignorons donc quelle est la valeur qu'il faut leur attribuer, quelle est leur provenance, leur nature, leur signification, mais nous attirons l'attention sur leur présence constante dans les selles des individus atteints de diarrhée chronique. Ces corps se présentent sous l'aspect de boules ovalaires ou ovoïdes, assez semblables à des œufs d'helminthe, mais sur lesquels on ne distingue pas de paroi propre, de $0^{mm},01$ à $0^{mm},10$ de diamètre, lisses, réfringentes, amorphes, opalines, d'une couleur qui varie du jaune clair citron au jaune brun, insolubles dans l'éther, solubles dans l'acide acétique (Bertrand et Fontan); parfois, elles sont brisées ou échancrées et présentent alors une cassure nette comme celle d'un calcul biliaire.

B. **Symptômes généraux.** — Dès que la diarrhée est entrée dans sa période d'état, l'aspect du malade qui, jusqu'à ce moment, n'était autre que celui des anémiques ou des paludéens, si banal dans la zone tropicale, revêt un cachet particulier qui lui est imprimé par la double influence de l'inanition et de la septicémie intestinale.

Ici encore, force nous est de faire une courte excursion dans le domaine de la physiologie pathologique; car si, jusqu'à ce jour, les auteurs qui ont étudié la diarrhée de Cochinchine se sont beaucoup préoccupés des résultats de l'inanition, ils n'ont accordé qu'une attention insuffisante aux phénomènes d'auto-intoxication dont l'importance est cependant prépondérante dans la symptomatologie de la diarrhée chronique.

Or, la destruction progressive de la muqueuse intestinale, la diminution et l'altération des propriétés digestives des sucs intestinaux ont pour résultat direct, non seulement de retarder et d'entraver la nutrition des tissus, mais encore et surtout de favoriser la production dans le tube digestif de poisons dont la résorption aboutit à une véritable intoxication.

Rien n'est mieux connu aujourd'hui que le mécanisme de cette intoxication. Comme l'a démontré M. Bouchard (1), le tube digestif est un laboratoire admirablement approprié pour la fabrication de poisons septiques. Il s'y trouve des substances azotées peptonisées, et l'on sait que les peptones sont d'excellents milieux de culture pour les microbes ; ces peptones sont en dissolution dans un liquide à la température de 37° et, en outre, les aliments et la salive leur apportent constamment des germes de putréfaction. Il y a donc lieu de s'étonner, comme le dit M. Bouchard, que la digestion puisse jamais s'opérer normalement, tant les conditions favorables à l'entretien de la putréfaction s'y trouvent multipliées.

Heureusement, l'estomac sécrète, au moment de l'introduction des aliments, un liquide qui s'oppose à toute fermentation, c'est le *suc gastrique*. Ce liquide agit sur les microbes par un double mécanisme : 1° grâce à ses propriétés digestives qui lui permettent de détruire une grande partie des micro-organismes

(1) BOUCHARD, *Leçons sur les auto-intoxications dans les maladies,* 1887, p. 92.

qui traversent l'estomac ; 2° grâce à sa réaction acide.
On sait, en effet, que la condition essentielle à la biologie et surtout à la multiplication des bactéries est l'alcalinité, ou tout au moins la neutralité du milieu de culture (1).

Néanmoins, tous les agents d'infection ne sont pas détruits à leur passage dans l'estomac ; un grand nombre résistent ; leur développement est simplement retardé, leur biologie demeure latente. Mais, arrivés dans l'intestin où, grâce à la combinaison de l'acide chlorhydrique aux peptones, ils ne trouvent plus qu'un milieu neutre ou faiblement acide, ils reprennent toute leur activité et engendrent des substances alcaloïdiques et putrides qui sont de véritables poisons.

A l'état normal, ces poisons sont en partie éliminés grâce au « durcissement du contenu intestinal qui, transformé en bols fécaux solides, devient presque inoffensif, parce qu'il ne se prête plus à l'absorption » (Bouchard). Une partie néanmoins est résorbée, passe dans le sang et est éliminée par l'urine à laquelle elle donne sa toxicité physiologique, toxicité qui augmente parallèlement à la toxicité même du contenu intestinal.

(1) Il suffit de 1gr,10 d'acide chlorhydrique par litre de liquide pour empêcher toute fermentation dans ce liquide. Or, le suc gastrique renferme 3gr,30 à 5 grammes par litre d'acide chlorhydrique évalué comme acide fumant (Bouchard). En outre, Kabrehl (*Arch. f. Hygiene*, 1890, n° 3) a démontré directement l'action bactéricide énergique des solutions d'acide chlorhydrique en particulier sur les bacilles de la fièvre typhoïde et du choléra.

Mais l'urine n'a normalement qu'une faible quantité de poison à éliminer. Dans le sang même, les poisons provenant de l'absorption intestinale sont en presque totalité détruits grâce à l'activité du foie. Ce rôle protecteur du foie, qui, à l'état physiologique, non seulement arrête, mais encore détruit les poisons absorbés par les ramuscules de la veine porte, est aujourd'hui indiscutable. Il a été mis en pleine lumière par les expériences et les travaux de Heeger, Schiff et H. Roger (1). La foie forme donc « une barrière active pour les poisons venus du tube digestif ». Tel est le mécanisme qui s'oppose à l'auto-intoxication physiologique.

Il est facile d'en déduire ce qui se passe à l'état pathologique et, en particulier, dans la diarrhée de Cochinchine.

D'abord, sous l'influence de l'altération et du déficit de sécrétion du suc gastrique consécutifs à la dégénérescence de la muqueuse stomacale, les bactéries de la putréfaction ne sont pas détruites à leur passage dans l'estomac ; l'acidité totale du milieu intestinal diminue ; les fermentations et les putréfactions, par conséquent, s'y accomplissent avec une plus grande intensité et donnent naissance à une masse de produits toxiques telle que l'absorption en est nécessairement augmentée.

C'est une intoxication aiguë de ce genre qui se produit dans les états fébriles aigus, où, sous l'in-

____

(1) BOUCHARD, *loc. cit.*, p. 19, 24 et 153.

fluence de la fièvre, le suc gastrique perd son acidité, et ainsi s'explique l'énorme augmentation du coefficient de toxicité de l'urine dans les phlegmasies aiguës, dans l'embarras gastrique, par exemple, ou dans la fièvre intermittente paludéenne. Ce sont encore des accidents d'intoxication aiguë de même ordre qu'on observe dans l'obstruction intestinale. Ces accidents ont été décrits longuement par M. Bouchard (1); il est donc inutile de les décrire de nouveau.

Dans la diarrhée chronique, l'intoxication qui se produit par ce mécanisme est chronique. Elle résulte à la fois d'un excès de production des poisons intestinaux dû à l'insuffisance du suc gastrique, d'une résorption plus facile de ces produits grâce à l'absence de durcissement du bol fécal (diarrhée) et enfin d'un troisième facteur d'une importance capitale, de l'état du foie. Nous avons vu, en effet, à propos de l'étiologie et de l'anatomie pathologique, que, dans le plus grand nombre des cas de diarrhée de Cochinchine, le foie est altéré à un degré plus ou moins intense par le paludisme, et que cette altération peut aller depuis la simple congestion jusqu'à l'hépatite interstitielle. Il en résulte que le foie n'oppose plus aux poisons introduits dans la circulation par le système porte qu'une barrière insuffisante, qu'il est désormais incapable d'arrêter au passage et de détruire les produits toxiques élaborés par l'intestin, que l'organisme, par conséquent, subit, dans la diar-

---

(1) BOUCHARD, *loc. cit.*, p. 149-150.

rhée de Cochinchine, une intoxication générale infiniment plus intense que dans les autres maladies.

Cette intoxication, à laquelle M. Bouchard a donné le nom de *stercorémie* ou de *coprémie*, doit se traduire certainement par une augmentation considérable de la toxicité urinaire; malheureusement, nous n'avons pu nous livrer à des recherches de cet ordre. Mais les modifications sanguines que nous avons décrites chez les diarrhéiques, en particulier la destruction considérable de l'hémoglobine et la diminution de la capacité d'absorption du sang pour l'oxygène, sont la preuve indiscutable de cette intoxication.

D'autre part, tous les auteurs, Antoine en particulier (1), ont été frappés de la rapidité de l'évolution de certaines diarrhées chroniques dans lesquelles les malades en arrivent presque immédiatement, en quelques jours ou quelques semaines et avec les symptômes d'une véritable intoxication, à la période de cachexie. Nous avons également observé de ces faits anormaux, et toujours, dans ces cas, nous avons pu constater, à côté de lésions intestinales peu marquées, des altérations viscérales graves, développées sous l'influence du paludisme, en particulier des altérations du foie (2). Il est donc certain que l'on trouverait dans l'étude attentive de l'état du foie

(1) ANTOINE, *loc. cit.*, p. 13.

(2) Ce sont peut-être des faits de cet ordre qui avaient fait admettre aux premiers observateurs qu'il n'y avait, dans la diarrhée de Cochinchine, que des altérations intestinales légères (voir Thèse de Layet).

et de la toxicité urinaire des éléments importants d'appréciation de la gravité de la maladie.

Quoi qu'il en soit, cette auto-intoxication explique le développement d'une foule de symptômes dont l'inanition ne pouvait donner la clef, tels, par exemple, que la coloration du teint, l'odeur spéciale du malade, les mouvements de fièvre, les troubles trophiques ou paralytiques précoces, etc. Il en résulte qu'on doit diviser les symptômes généraux de la diarrhée de Cochinchine en deux catégories : les *symptômes de dénutrition* et les *symptômes d'intoxication*.

1° *Symptômes de dénutrition*. — Ils sont, comme nous l'avons dit, la conséquence de la destruction progressive de la muqueuse intestinale, de l'altération des sucs digestifs, de l'arrêt, en un mot, de la nutrition. Ce sont, indépendamment de la diarrhée que nous avons déjà étudiée, la *dyspepsie* et l'*amaigrissement*.

La *dyspepsie* ne se manifeste ordinairement, comme nous l'avons dit, que dans la période d'état. Elle a pour cause, en effet, comme le montrent les examens histologiques de la muqueuse stomacale des diarrhéiques, la destruction des glandes à pepsine et la diminution de la sécrétion gastrique. Or, l'envahissement de l'estomac par la prolifération embryonnaire ne se produisant que longtemps après l'invasion de l'intestin, la dyspepsie est, en général, un accident tardif.

Elle se manifeste, le plus souvent, par une sensation de malaise, de pesanteur, de gêne épigastrique, accompagnée de renvois pénibles, qui suit immédiatement chaque repas et parfois se termine par un vomissement. Le malade se « sent l'estomac gonflé », les « aliments lui pèsent ». C'est là la conséquence immédiate de l'impuissance digestive du suc gastrique.

Toutefois, cette paresse stomacale n'aboutit point, comme dans les autres formes de dyspepsie, à la dilatation de l'estomac, et, dans l'intervalle des repas, on n'observe ni l'anxiété, ni le ballonnement, ni les renvois acides habituels.

En outre, contrairement à ce qui se passe en général chez les dyspeptiques, l'appétit ou du moins la sensation de la faim demeurent conservés. Le besoin de l'organisme se traduit, en effet, par une soif presque constante et, chez certains individus, par une faim impérieuse qui les poussent à voler les aliments qui leur sont refusés, en particulier le pain. Malheureusement, dès que le malade croit assouvir sa faim, l'appétit disparaît ; dès les premières bouchées, l'aliment convoité cesse de plaire, le dégoût remplace le désir. Ces caprices de l'appétit avec conservation de la faim caractérisent bien cette forme de dyspepsie.

Le développement abondant de *gaz fétides* est également une conséquence de la digestion imparfaite des aliments dans le tube digestif (Bouchard). Parfois, ce développement insolite peut déterminer du *tympanisme* passager. En tous cas, les gaz expulsés par les diarrhéiques ont une odeur d'hydrogène sulfuré et d'ammoniaque, qui révèle dans l'intestin la prédominance des fermentations d'ordre putride.

Enfin, une conséquence dernière de l'altération du tube digestif est la production de certains réflexes, heureusement rares, tels que les *vomissements rebelles*.

Dans quelques cas, en effet, principalement dans la période ultime de la diarrhée chronique ou chez des individus atteints de diarrhée de Cochinchine à marche rapide, il existe une intolérance gastrique telle que la moindre ingestion d'une substance médicamenteuse amère ou astringente provoque immédiatement le vomissement. Quelquefois même, cette intolérance s'étend aux aliments, et l'on peut, dans ce cas, éprouver la plus grande difficulté à nourrir les malades.

Cet accident n'est point rare dans les fièvres palustres graves, par exemple dans la rémittente bilieuse des pays chauds ; c'est pourquoi, chez nos diarrhéiques du Tonkin, où nous l'avons observé plusieurs fois, nous l'avions considéré d'abord comme d'origine toxémique ou paludéenne. Mais cette susceptibilité exagérée de l'estomac est manifestement d'ordre réflexe ; elle se déclare parfois longtemps après le retour des malades en France, et peut même s'accompagner de phénomènes graves, tels que frissons, sueurs, algidité, collapsus, etc. Dans un cas que nous avons observé, les vomissements opiniâtres avaient exactement, sauf l'absence de fièvre, le caractère des vomissements du début de la péritonite ; mais ils n'étaient point spontanés, ils succédaient à l'ingestion d'aliments ou de médicaments. Dans un autre fait, que nous rapportons plus loin, il s'agissait de vomissements d'origine cérébrale.

Quelle est la cause de cette intolérance ? Évidemment, c'est la desquamation épithéliale du segment supérieur du tube digestif qui, augmentant l'impressionnabilité de la muqueuse, exagère et réfléchit par le système sympathique, sous forme de vomissement, l'impression stomacale. C'est, comme le disent MM. Bertrand et Fontan, l'exagération du phénomène d'horripilation qui suit l'ingestion des amers ; seulement, chez les diarrhéiques, cette exagération de l'excitabilité réflexe peut se prolonger et s'exalter au point de compromettre l'alimentation des malades et de provoquer des troubles nerveux graves.

L'amaigrissement est le corollaire de l'inanitiation.

Presque nul dans la période de début, il s'accroît rapidement à partir du moment où l'incapacité digestive s'accuse et peut arriver, comme nous l'avons vu à un degré extrême, à l'état squelettique.

Au début, c'est le tissu adipeux qui diminue ; les saillies osseuses se prononcent, les dépressions s'accentuent, l'œil s'enfonce dans l'orbite et devient plus brillant ; puis, au fur et à mesure de la disparition de la graisse, les orbites et les fosses zygomatiques se creusent, les pommettes deviennent saillantes, donnant à la face cette expression caractéristique de « tête de mort » ; le cou s'amaigrit, la pomme d'Adam se dessine ; la voix change de caractère, elle devient grêle et cassante, puis éteinte, car les forces diminuent progressivement ; et enfin, quand les réserves adipeuses ont disparu, le tissu musculaire lui-même se consume, les os se décharnent, les côtes s'accusent, le ventre se creuse, les mouvements deviennent incertains et la percussion permet de constater que les viscères eux-mêmes ont diminué de volume.

A cet état, la numération globulaire indique un appauvrissement considérable du sang en corpuscules, une anémie profonde s'accompagnant d'un souffle carotidien et parfois d'œdème malléolaire.

Enfin, le ralentissement de la nutrition générale s'accuse encore par la coloration terreuse et par la sécheresse de la peau. Celle-ci semble ridée, chagrinée, squameuse, parfois couverte d'éphélides, et il n'est pas rare d'y observer des troubles trophiques, sur lesquels nous reviendrons plus loin.

Cet état de déchéance générale, si accusé dans les périodes ultimes de la maladie, est parfois difficile à apprécier à son début. Toutefois, comme la résultante de ces altérations multiples se traduit d'une façon constante par la diminution du poids du corps et qu'il est bien démontré aujourd'hui par les recherches de Chossat (1) que les variations de ce poids expriment les variations mêmes de la nutrition générale chez un même individu, la méthode des pesées rend, pour apprécier l'état de la nutrition, des services considérables.

Les pesées sont indispensables chez les diarrhéiques

____

(1) Chossat, *Études expérimentales sur l'inanition;* Paris, 1884.

on seulement pour constater l'état de leur déchéance brute, mais pour apprécier et pour suivre les variations du déficit de nutrition dans les diverses étapes et les divers traitements de la maladie. Tant que le poids diminue, on peut affirmer que la maladie s'aggrave. Quand, au contraire, le poids se relève, on peut conclure à l'amélioration. La pesée est donc une pierre de touche d'une parfaite sensibilité ; elle donne la mesure exacte de l'état de la nutrition et, par corollaire, de l'état de l'intestin dans la diarrhée, et l'on voit quelles précieuses indications elle fournit au clinicien au point de vue du pronostic et de la thérapeutique. On peut dire que la courbe des pesées chez les diarrhéiques est aussi importante à consulter que la courbe des températures chez les fébricitants.

Il n'est pas rare, dans la période ultime de la maladie, de voir le poids des malades s'abaisser au-dessous de la moitié du poids physiologique.

2° *Symptômes d'intoxication.* — Non moins importants que les précédents sont les accidents septicémiques dont nous avons indiqué le mécanisme.

Au premier rang de ces symptômes, il faut placer les *modifications sanguines* graves qui accompagnent la diarrhée, à savoir : l'hypoglobulie, la diminution du chiffre de l'hémoglobine et la réduction de la capacité d'absorption du sang pour l'oxygène. Tous ces phénomènes sont plus accentués dans la diarrhée que dans le paludisme, de telle sorte qu'ils ne peuvent être attribués exclusivement à celui-ci, d'autant plus qu'ils persistent et souvent même s'aggravent lorsque le malade cesse d'être soumis à l'influence paludéenne, après le rapatriement. Ce sont des accidents d'un caractère nettement toxémique, dont l'intensité est proportionnelle à la quantité de poison absorbé par le sang, mais qui, heureusement, s'amendent dès que s'arrête l'auto-infection.

L'*odeur* du malade n'est pas moins caractéristique. On sait que, dans beaucoup d'intoxications putrides, chez les individus porteurs de cloaques profonds, l'odeur de la peau rappelle celle de leur suppuration ; il en est de même dans l'infection urineuse, dans la cystite ammoniacale, etc. ; il en est de même aussi dans la diarrhée chronique.

Les gaz fétides et les liquides ammoniacaux, développés en grande abondance dans le tube digestif sous l'influence de la fermentation putride exagérée qui s'y accomplit, passent dans les tissus, les imprègnent et, en s'éliminant par la peau, donnent au malade, surtout dans les cas avancés, une odeur spéciale, suffisante souvent pour faire reconnaître la maladie à distance. Cette odeur va jusqu'à incommoder le malade lui-même.

La *coloration bistrée* de la peau, indépendante de la pigmentation mélanique des paludéens, puisqu'on l'observe également chez les diarrhéiques depuis longtemps de retour en France, a probablement la même origine. Elle s'observe, en effet, dans tous les états chroniques où il y a résorption de matériaux putrides, tels les vieilles suppurations, les cachexies cancéreuses, les affections intestinales chroniques et même dans le péritonisme chirurgical aigu (A. Humbert).

Il en est de même de la *fièvre*. On a cru longtemps que, parce que la nutrition était diminuée, la température était constamment abaissée chez les malades atteints de diarrhée de Cochinchine. Il n'en est pas toujours ainsi, et nous avons rencontré, comme MM. Bertrand et Fontan, des cas dans lesquels le tracé thermométrique dépassait presque constamment, de un demi à un degré, le niveau normal. Le mécanisme de cette hyperthermie est évidemment identique à celui de la fièvre hectique qu'on observe dans les suppurations chroniques et en particulier dans la période ultime du rétrécissement du rectum, c'est-à-dire la résorption de matériaux septiques.

Faut-il attribuer à la même cause les élévations passagères de la température qui se produisent si souvent sous forme d'accès fébriles dans le cours de la maladie et qui s'accompagnent de recrudescences aiguës de la diarrhée? Antoine (1) leur accorde une périodicité marquée et en tire une preuve du caractère paludéen de l'affection. Mais il y a loin de ces petites manifestations aux accès de fièvre palustre qui viennent parfois, à grand fracas, compliquer la maladie; d'autre part, nous ne leur avons trouvé aucune périodicité bien établie. Ces mouvements fébriles nous ont simplement semblé symptomatiques d'une recrudescence de la diarrhée survenue sous

____

(1) ANTOINE, *loc. cit.*, Thèse de Paris, 1873, p. 21.

l'influence soit d'un refroidissement, soit d'un écart de régime, soit peut-être aussi d'une auto-intoxication.

Mais les accidents qui trahissent le plus nettement, chez les diarrhéiques, l'existence de cette auto-intoxication sont les *accidents cutanés* et les *troubles trophiques* ou *paralytiques* communs à toutes les intoxications.

Au premier rang de ces accidents il faut placer la *furonculose*. Rien n'est plus commun que l'évolution successive, en quelque sorte permanente, de furoncles chez les sujets atteints de diarrhée chronique; nous en donnons plus loin un exemple frappant, et, si l'on se rappelle les curieuses observations faites par M. Bouchard (1) au sujet de l'étiologie de la furonculose, si l'on se rappelle qu'il a suffi à cet auteur de soumettre ses malades à l'antisepsie intestinale pour arrêter chez eux le développement des furoncles, on n'aura point de doute sur l'origine intestinale de ces furoncles.

Il n'est pas rare, d'ailleurs, d'observer d'autres variétés de dermatoses chez les diarrhéiques; nous avons déjà noté l'apparition d'*éphélides* sur la peau, éphélides semblables à celles des femmes enceintes. Chez d'autres malades, la peau se ride, se dessèche, se couvre de squames et prend l'aspect qu'elle a dans l'*ichtyose*. Chez un autre, nous avons observé de l'*érythème noueux*. Saint-Vel (2), dans la diarrhée des

(1) Bouchard, *Thérapeutique des maladies infectieuses*, 1889, p. 287.
(2) Saint-Vel, *Traité des maladies intertropicales;* Paris, 1868, p. 173.

Antilles, a décrit un *pemphigus* grave de la face dorsale des pieds. Enfin, à la période terminale de la maladie, il est fréquent de voir apparaître du *purpura* aux membres inférieurs.

Parmi les troubles trophiques, Normand a signalé les *ulcérations de la cornée* et la *gangrène du scrotum*. Mais les accidents les plus caractéristiques de la diarrhée de Cochinchine, au point de vue de l'existence d'une auto-intoxication, sont les *paralysies*. On sait que ces paralysies ne sont pas rares dans la convalescence de la dysenterie aiguë, où elles sont la conséquence tantôt d'une thrombose cérébrale, tantôt d'une myélite ou d'une névrite infectieuse (1). Or, les mêmes accidents se retrouvent au cours de la diarrhée de Cochinchine. MM. Bertrand et Fontan, MM. Kelsch et Kiener en ont cité une observation empruntée à Delioux (2), de laquelle nous avons déjà dit quelques mots. Mais le malade de Delioux avait contracté son affection au Mexique. Nous avons eu l'occasion d'observer un cas, au Tonkin, dans lequel un malade, au début d'une diarrhée chronique, fut enlevé par des complications cérébrales, avant même que des lésions intestinales définitives ne se fussent établies ; sans ces accidents, le malade eût probablement guéri de sa diarrhée. Cette observation démontre donc que les accidents cérébraux, en particulier la thrombose cérébrale, qui compli-

---

(1) Kelsch et Kiener, *Traité des maladies des pays chauds*, p. 68.
(2) Delioux, *Union médicale*, 1867, 3e série, t. III, p. 200.

quent la diarrhée peuvent être très précoces (1).

C. **Complications**. — Les complications les plus

(1) Voici cette observation :

Diarrhée chronique à évolution rapide ; furonculose ; accidents cérébraux ; hémiplégie ; purpura ; mort.

Hémard, 23 ans, soldat au 3e tirailleurs algériens, entre à l'hôpital d'Hong-Hoa le 31 juillet 1885. C'est un homme de bonne santé habituelle, mais délicat, de tempérament lymphatique. Il n'a séjourné que peu de temps en Algérie, où il n'a pas été malade. Arrivé au Tonkin au mois de mai 1884, il a pris part aux expéditions de Lang-Son et de Tuyen-Quan, durant lesquelles il a contracté la diarrhée. Jamais de selles muqueuses ni sanglantes; pas de dysenterie. Cependant, la diarrhée augmentant, il entre, le 17 avril 1885, à l'hôpital de Ti-Cau, où son état s'améliore rapidement. Il en sort au bout de quelques jours pour rejoindre son bataillon à Hong-Hoa ; la diarrhée reparaît aussitôt et fait des progrès rapides.

A son entrée à l'hôpital d'Hong-Hoa, le 31 juillet, il est déjà dans un état d'émaciation et de misère extrêmes : le corps est d'une maigreur squelettique, exhalant l'odeur particulière, fécaloïde, des diarrhéiques avancés, couvert de furoncles, dont quelques-uns ulcérés, ont l'aspect de lésions trophiques. La voix est grêle, cassée; les mouvements sont tremblants, incertains ; la faiblesse est extrême ; cependant l'appétit est conservé. En outre, en examinant la face, on constate un commencement d'hémiplégie faciale do ntle malade ne s'est pas aperçu ; les traits sont asymétriques, quoique mobiles ; la commissure des lèvres est abaissée du côté droit, la fente buccale légèrement oblique; quand on fait souffler le malade, la joue droite laisse échapper l'air. Pas de ptosis. — Quinze à vingt selles dans les vingt-quatre heures, toutes uniformes, liquides, d'un jaune brun clair, constituées par une purée claire dans laquelle nagent quelques débris solides. Pas de glaires, ni de sang, ni d'amas riziformes dans les évacuations. Température : 37°,2.

En raison de l'intensité de la diarrhée, le malade est soumis, à partir du 2 août, au traitement, par les injections sous-cutanées de sulfate de magnésie (voir plus loin). — OEufs et diète lactée.

Sous l'influence de ce traitement on constate une amélioration extraordinairement rapide. Dès le quatrième jour (5 août), le nombre des selles est réduit à deux en vingt-quatre heures. Mais les injections sont extrêmement douloureuses, quoique n'ayant pas provoqué d'inflammation, et, le 6 août, le malade demande qu'on les suspende.

fréquentes de la diarrhée chronique des pays chauds
sont la *fièvre paludéenne* et la *dysenterie aiguë.*

L'amélioration s'arrête aussitôt. Le 9, sans cause apparente, mais
par une température extérieure très élevée, la diarrhée reprend
avec violence et il s'y joint des vomissements, vomissements semblables à ceux qu'on observe dans les fièvres palustres graves ;
cependant, la température du malade demeure à 37°. Les médicaments comme les aliments, le bouillon lui-même, ne sont pas sup-
portés ; il est presque impossible d'alimenter le malade. Régime
lacté exclusif (lait de conserve délayé dans l'eau).

Même état les jours suivants. L'émaciation, qui s'était arrêtée,
fait de nouveaux progrès ; la faiblesse est extrème ; cependant, le
lait est en partie toléré.

Le 12, les vomissements diminuent, mais la diarrhée persiste
avec violence. Dans la journée seulement, de six heures du matin
à six heures du soir, le malade a dix-huit selles diarrhéiques ; il ne
peut plus se soulever sur son lit, sa voix est éteinte. Je me décide
alors à recourir de nouveau aux injections de sulfate de magnésie,
en essayant des cataplasmes pour calmer la douleur.

Le 13, deux injections, l'une le matin à la visite, l'autre le soir à
la contre-visite. Dans l'intervalle de ces deux injections, le malade
n'a que deux évacuations ; deux selles également dans la nuit, au
total quatre. L'injection, grâce aux cataplasmes, est très bien tolé-
rée ; le malade accuse une notable amélioration.

Le 14, le malade se trouve mieux, mais il est très faible ; ses
vomissements, d'ailleurs, continuent avec des alternatives d'intensité. Aujourd'hui, il vomit tout ce qu'il prend, même son lait. —
Deux injections ; six selles dans les vingt-quatre heures.

Le 15, la faiblesse est extrême, les vomissements persistent. On
continue les injections matin et soir, en prescrivant une potion
avec 10 grammes d'eau de laurier-cerise et 0 gr. 05 d'extrait
d'opium. Lait et bouillon glacés. Les vomissements se calment dans
la soirée.

Dans la nuit du 15 au 16, nouvelle poussée aiguë de diarrhée :
dix selles. — Mais, à partir de ce moment, l'amélioration semble mar-
cher à grands pas. Les selles deviennent de plus en plus rares et
se suppriment même tout à fait ; le 19, *il faut donner un lavement*
émollient parce qu'il n'y a pas eu de garde-robe la veille. Les
vomissements ont cessé. On supprime le traitement en conservant
seulement le régime.

Le malade est joyeux et semble entrer en convalescence ; ses ulcé-

A proprement parler, il n'y a pas là de complication, puisque la dysenterie et la diarrhée chronique ne

rations cutanées se cicatrisent, sa peau reprend de la souplesse, ses conjonctives et ses lèvres se colorent un peu, sa force musculaire augmente et son appétit se réveille. — Une à deux selles pâteuses dans les vingt-quatre heures.

Le 22, on commence à alimenter doucement le malade, autant que le permettent les ressources locales : œufs au lait ou délayés dans le bouillon, riz au lait, poisson frais, etc. La diarrhée ne reparaît pas. Mais, malgré la continuation de sa potion, le malade n'est pas complètement débarrassé de ses vomissements ; ils reparaissent presque tous les jours d'une façon irrégulière, sans liaison avec l'alimentation, par crises soudaines de plusieurs heures de durée. Jamais cependant d'élévation de la température, ni d'état saburral de la langue. — La matière de ces vomissements est de la bile presque pure. Évidemment, il s'agit de vomissements nerveux ; je les compare exactement à ceux du mal de mer. Cependant, il est une cause qui les provoque toujours, ce sont les saveurs amères (quinquina, ratanhia, etc.) ; le vin de quinquina au malaga dit « des 3 cachets » n'est même pas toléré. — En outre, l'hémiplégie ou l'hémiparésie faciale demeure stationnaire ; la pupille droite semble même un peu plus dilatée que la gauche.

L'amélioration se maintient jusqu'au 26 août. Ce jour-là, sans cause apparente, probablement sous l'influence de plusieurs jours de chaleur torride très pénible (j'ai noté que tous les diarrhéiques et les dysentériques de l'hôpital ont eu, ce jour-là, une recrudescence), éclate une nouvelle poussée de diarrhée. Selles liquides, aqueuses, presque incessantes ; vomissements abondants, continus, incoercibles ; prostration extrême.

A la visite du soir, je trouve le malade sans fièvre, mais affaissé, parlant à peine, quoiqu'il ait conservé toute sa connaissance, les yeux plus profondément excavés, baigné de matière fécale. En outre, l'hémiplégie faciale s'est accentuée ; la face est complètement asymétrique, la commissure labiale droite est entièrement abaissée, la joue est flasque, paralysée ; toutefois, l'orbiculaire des paupières n'est pas atteint. Enfin, le malade ne peut plus soulever son bras droit, il existe une *monoplégie brachiale* droite qui permet seulement quelques mouvements des doigts. Sur la jambe gauche, quelques taches discrètes de *purpura*.

On se contente de prescrire des soins de propreté, les vomissements et la diarrhée rendant presque impossible toute médication :

constituent qu'une même affection à un stade différent d'acuité et qu'elles sont toutes deux, dans les

cependant, le malade finit par conserver une potion au bismuth et à l'opium.

Le 27, la diarrhée profuse a cessé, les phénomènes paralytiques sont stationnaires, mais les vomissements persistent avec la même intensité. Il n'y a cependant ni céphalée, ni fièvre, ni embarras gastrique. Le malade est prostré, mais il ne souffre pas ; il s'affaiblit de plus en plus. Le purpura augmente.

Le 28, on essaie, pour calmer les vomissements, un lavement avec 0 gr. 50 de chloral. Le malade est très calme, mais il s'affaiblit toujours davantage ; il vomit encore une ou deux fois. — Enfin, le 29, à quatre heures du matin, sans faire un mouvement ni dire un mot, il rend le dernier soupir.

L'autopsie fut faite le lendemain ; mais l'abdomen du cadavre était déjà en pleine putréfaction, de telle sorte qu'il était impossible de se rendre compte exactement du degré d'altération de l'intestin.

Voici néanmoins les résultats de l'autopsie de la boîte cranienne :

A l'incision de la dure-mère, il s'écoule une quantité considérable de liquide séreux mêlé de sang. L'arachnoïde et la pie-mère présentent par places des foyers de vascularisation extrêmement intenses avec points apoplectiques ; granulations de Pachioni très développées et adhérentes aux méninges dans toute l'étendue du sinus longitudinal supérieur. Pas d'exsudats inflammatoires, ni de pus, ni de tubercules. Rien à la base.

Les ilots de vascularisation des méninges sont au nombre de trois, à savoir : 1° le plus accentué, de l'étendue d'une pièce de un franc environ, au niveau de la moitié antérieure de la circonvolution frontale supérieure (1re circonvolution frontale) gauche ; — 2° le second, moins intense, sur la face interne de l'hémisphère cérébral gauche, au niveau du lobule para-central ; — 3° le dernier, fort léger, au niveau de la partie supérieure du lobule para-central droit.

Les méninges sont encore très fortement congestionnées au niveau des lobes occipitaux et du cervelet, mais il n'y a là qu'un phénomène d'hypostase, car, détachées et plongées dans l'eau, elles ne conservent plus leur coloration rouge.

Au contraire, les méninges des points précédemment indiqués (feuillet profond de l'arachnoïde et pie-mère), arrachées et examinées sous l'eau, offrent un réseau vasculaire très dilaté, parsemé de points hémorrhagiques et renfermant çà et là, — en particulier au niveau régions palustres intertropicales, des modalités de l'infection paludéenne. Pour la fièvre, en effet, il est rare, comme nous l'avons dit, qu'elle n'ait point déjà précédé l'établissement de la diarrhée. Quoi qu'il en soit, son intervention, dans le cours de la maladie, surtout si le malade n'a point quitté la zone tropicale, est un accident si fréquent, si banal, que certains auteurs, comme Antoine, se refusent à y voir une complication et la considèrent comme un symptôme normal du cours de l'entérite.

Mais il y a lieu d'établir une distinction entre les mouvements fébriles, en général irréguliers, quelquefois cependant périodiques, qui traversent passagèrement la marche normale de la diarrhée et dont

de la première circonvolution frontale, — des veinules remplies de coagula rouge sombre. Il y a là évidemment des thromboses veineuses de peu d'étendue, mais il est impossible de dire si les artères sont perméables.

Cerveau énorme, régulier, du poids de 1,650 grammes. Piqueté hémorrhagique très fin, à la surface des circonvolutions sousjacentes aux points vascularisés. Une série de coupes frontales, de 2 en 2 centimètres, permet de constater : 1° La réplétion considérable de tout le système veineux de l'encéphale, surtout des plexus choroïdes ; 2° l'absence de propagation du piqueté hémorrhagique à la couche profonde de la substance grise corticale dans les points vascularisés, sauf au niveau de la première circonvolution frontale, où non seulement le piqueté (état sablé) envahit la substance blanche, mais où celle-ci est ramollie, d'un blanc jaunâtre et creusée de petites vacuoles. Il y a évidemment, à ce niveau, un commencement de ramollissement par suite de thrombose corticale, ramollissement qui rend compte de la paralysie faciale incomplète, comme la congestion du lobule paracentral gauche rend compte de la monoplégie brachiale droite.

Rien aux ganglions centraux, ni aux cavités ventriculaires. Cervelet, protubérance et bulbe sains.

la cause est le plus souvent accidentelle (refroidissement, écart de régime, poussée diarrhéique aiguë) et
les véritables accès paludéens, toujours périodiques,
éclatant à grand fracas, qui constituent une véritable
complication.

Le résultat de ces assauts fébriles est toujours, en
raison de la prédisposition morbide de l'intestin, une
aggravation de la diarrhée qui, trop souvent, arrive
jusqu'à l'accès pernicieux cholériforme et qui peut
enlever le malade. En tous cas, ces réveils aigus du
paludisme, alors même qu'ils n'éveillent pas d'accidents pernicieux, laissent après eux, avec l'augmentation de la diarrhée, une prostration générale et une
recrudescence d'anémie qui les rendent redoutables.

Il en est de même pour la dysenterie. Très fréquemment, comme nous l'avons dit, la diarrhée chronique succède à une dysenterie aiguë. Or, rien n'est
plus naturel que d'observer, dans le cours des diarrhées chroniques ainsi établies, des réveils du processus aigu originel. Cela s'observe surtout dans les
dysenteries palustres de la zone intertropicale ; il suffit même alors d'un rappel de fièvre palustre pour
ramener les accidents intestinaux à leur acuité primitive.

Quant aux diarrhées qui se sont établies silencieusement, on peut voir également des poussées aiguës
traverser leur marche, absolument comme, dans une
tuberculose pulmonaire ou intestinale, on peut, à un
moment donné, voir apparaître une poussée tuberculeuse aiguë.

Ces poussées passagères d'entérite aiguë peuvent d'ailleurs aller depuis la diarrhée aiguë simple jusqu'à la diarrhée cholériforme et l'entérite gangreneuse; dans certains cas, elles peuvent entraîner la mort. Mais le plus souvent elles ne consistent qu'en bouffées passagères qui accélèrent le processus anatomique de la maladie, mais qui se dissipent bientôt et après lesquelles l'entérite reprend sa marche silencieuse.

Alors, pendant ces rappels de dysenterie aiguë, les selles changent de caractère; elles deviennent muqueuses, sanguinolentes, quelquefois hémorrhagiques ou gangreneuses. Les dualistes disent qu'il s'agit d'une dysenterie compliquant la diarrhée chronique; il n'en est rien, car ces rappels de dysenterie aiguë sont la règle dans la diarrhée de Cochinchine. Ils sont même si fréquents que si l'on voulait faire abstraction, dans la diarrhée de Cochinchine, des cas dans lesquels, à un moment donné, soit au début, soit dans le cours de l'affection, les malades ont présenté des selles muco-sanguinolentes, il ne resterait peut-être pas un seul cas de cette maladie, de même qu'il n'y a peut-être pas un seul cas de tuberculose chronique dans lequel on ne puisse, à un moment donné, saisir des traces d'acuité.

La *phthisie pulmonaire* mérite mieux la qualification de complication. Elle est le résultat, surtout dans nos climats, de la déchéance organique qui caractérise la période ultime de la maladie et aussi, a-t-on prétendu, de l'alimentation lactée. Elle est plus rare, en effet, chez les individus qui n'abandonnent pas la région tropicale et qui n'usent que de lait condensé par la chaleur.

Quoi qu'il en soit, elle peut avoir une évolution rapide grâce à laquelle le malade est emporté prématurément.

En France, sur 168 autopsies, Bertrand et Foutan ont noté 64 fois cette complication, soit dans 38 0/0 des cas.

Plus rare est la *tuberculose intestinale*, qu'on ne rencontre guère que dans 4 0/0 des cas de diarrhée chronique ; plus rares encore l'*ascite* et la *péritonite tuberculeuse*.

Enfin, citons encore, parmi les complications de cette maladie les *hémorrhoïdes* et la *phlébite hémorrhoïdale*. Ces accidents, si communs dans la dysenterie aiguë des pays chauds et surtout dans la dysenterie gangreneuse, ne sont pas rares dans la diarrhée chronique, puisque, suivant Antoine, on rencontrerait des hémorrhoïdes sur les trois quarts des malades arrivés à la période de cachexie. Ils établissent une parenté de plus entre les deux affections ; mais, fait étrange, sur lequel tous les auteurs sont d'accord, tandis que, dans la dysenterie aiguë, elles aboutissent fréquemment à l'*abcès du foie*, cette complication serait absolument exceptionnelle dans la diarrhée de Cochinchine.

D. Durée de la maladie et mode de mort. — On a vu que, dans certains cas, alors surtout que la diarrhée se déclare sur des individus très éprouvés par le paludisme, à la suite de fièvres graves ou quand il existe

des altérations profondes du foie et des reins, l'évolution de la maladie peut être extrêmement rapide.
Quelques semaines suffisent alors, comme Antoine l'a
observé, pour amener le malade à la cachexie et à la
mort.

Mais, en général, la durée de la maladie varie de
plusieurs mois à quelques années. S'il ne survient pas
de complications, elle peut en effet se prolonger pendant six et même huit années. Mais nous ne croyons
pas que les chiffres de quinze ou vingt ans qui ont été
cités soient acceptables. Le plus souvent, quand elle
ne guérit pas, la maladie évolue dans l'espace de trois
à cinq ans. Mais il arrive souvent que des individus
guéris d'une première atteinte retournent dans les
pays chauds et y contractent une nouvelle affection.

La mort est donc le plus souvent lente dans la diarrhée chronique. Elle survient par consomption, c'est-
à-dire par le double mécanisme de l'inanition et de
la résorption putride, lorsque le malade est arrivé au
dernier degré de l'émaciation, et elle est dans ce cas
d'autant plus pénible que le patient conserve jusqu'à
la fin la plénitude de son intelligence.

Il s'éteint alors sans souffrances et après quelques
minutes de coma. Mais souvent aussi, un accident
léger, que la faible résistance du malade transforme
en une grave complication, vient abréger cette longue
période d'épuisement progressif, tel un catarrhe bron-
chique léger, une poussée de diarrhée aiguë, etc.

D'autres fois, comme nous l'avons dit, c'est la tuberculose qui hâte le dénouement. Quelquefois enfin, une

complication grave emporte le malade avant qu'il ne soit arrivé à la période de consomption et parfois même au début de la maladie ; tels sont la *thrombose veineuse* et le *ramollissement du cerveau*, la *myélite*, et surtout les poussées d'entérite à caractère plus ou moins paludéen, *entérite cholériforme* et *dysenterie aiguë*, qui traversent si fréquemment le cours de la maladie.

MM. Bertrand et Fontan ont même cité un cas de mort subite par syncope.

Diagnostic et Pronostic.

Il est certainement inutile de s'appesantir sur le diagnostic de la diarrhée de Cochinchine ; elle a des caractères si nettement accusés et si faciles à constater qu'on ne saurait la confondre avec aucune autre maladie.

Le *pronostic général* est grave, d'autant plus grave que la maladie est plus avancée ; mais il ne faut pas oublier que la guérison est possible, même à une période avancée.

La gravité de la diarrhée chronique dépend, du reste, beaucoup moins de la nature de la maladie que du malade lui-même, en ce sens qu'elle est surtout subordonnée à des conditions individuelles multiples, telles que l'état général antérieur du malade, son âge, sa docilité, le traitement institué et l'éventualité de complications.

Nous verrons, à propos du traitement, l'importance de ce facteur. Quant à la forme de la maladie et à l'éventualité de complications graves, ces deux conditions dépendent aussi en grande partie de l'insalubrité du milieu, et par conséquent, de la durée du séjour dans le pays où la diarrhée a été contractée.

Quand le malade est promptement rapatrié, il guérit presque toujours. Quand au contraire, après le début de la diarrhée, il demeure exposé aux influences pathogènes sous lesquelles s'est développée cette diarrhée, en particulier au paludisme, surtout quand son impressionnabilité morbide est accrue par une hygiène défectueuse, comme cela se produit en campagne, la diarrhée prend non seulement une marche rapidement fatale, mais encore elle se complique, comme on l'a vu (à propos d'un accès de fièvre, d'un refroidissement, d'un accident quelconque), de redoutables accidents qui, ou bien emportent le malade, ou bien laissent à leur suite des désordres incurables.

C'est pour ces motifs qu'on observe en campagne et qu'il nous a été donné d'observer au Tonkin des diarrhées chroniques d'une extrême rapidité d'évolution, presque toujours prématurément terminées d'ailleurs par un accès pernicieux, une dysenterie aiguë ou un ramollissement cérébral. C'est pour cela aussi qu'on doit, en temps de paix, mais principalement en campagne, évacuer sur une zone salubre ou rapatrier immédiatement tout malade présentant un commencement de diarrhée chronique.

Quoi qu'il en soit, au point de vue du *pronostic individuel*, on devra rechercher avec soin l'existence de certaines complications, indiquant une atteinte profonde de l'économie, par exemple des paralysies au début.

Un commencement d'hémiplégie faciale, par exemple (voir l'observation de la page 135), ne peut s'expliquer que par une altération grave de l'organisme, résultat d'un état infectieux, qui devra faire redouter d'autres complications.

Il est probable que la recherche de la toxicité urinaire fournirait de précieux éléments pour ces indications : mais, comme nous l'avons dit, nous ne possédons pas de données sur cette question. En revanche il est deux investigations de la plus haute importance pour l'établissement du pronostic individuel de la diarrhée de Cochinchine : c'est la *recherche de l'état du foie et du rein* et l'*observation du poids du malade*.

Comme on le sait, le foie et le rein jouent, à l'égard de l'auto-infection intestinale, un double rôle d'épuration; le foie détruit les poisons passés dans le sang de la veine porte et qui traversent son tissu ; le rein élimine ceux de ces poisons qui ont échappé à la destruction. Or, il n'est pas d'affection où, plus que dans la diarrhée de Cochinchine, l'intégrité de ce double appareil régulateur soit indispensable, car d'une part, l'altération des sucs digestifs favorise les putréfactions intestinales et multiplie la production des poisons stercoraux; d'autre part, la perte abondante de liquide causée par la diarrhée facilite la résorption de ces poisons, et enfin l'épuisement général du malade diminue la résistance de l'organisme à l'intoxication. Mais, précisément, la diarrhée de Cochinchine est une des affections dans lesquelles, sous l'influence étiologique commune du paludisme, la fonction du foie et du rein se trouve le plus souvent compromise.

De là, la nécessité de rechercher exactement l'état du foie toutes les fois qu'il s'agira de poser un pronostic dans un cas de diarrhée des pays chauds. De même, quand la diarrhée s'établira chez de vieux paludéens, devra-t-on examiner les urines, car on sait que la néphrite interstitielle est au nombre des accidents du paludisme chronique.

Une autre indication pronostique de grande valeur est tirée de l'observation du poids des malades.

Nous avons dit que les variations de ce poids représentent à peu près exactement les variations de la nutrition générale. Or, quand un malade atteint de diarrhée chronique est soustrait aux influences étiologiques initiales de son affection, et soumis à un traitement approprié, sa nutrition se relève si le pronostic est favorable. En pesant donc le malade à intervalles équidistants, et dans les mêmes conditions, par exemple tous les huit jours, à jeun et à nu, on doit obtenir une courbe progressivement ascendante dans les cas normaux.

Si, au contraire, malgré le traitement, la courbe des pesées subit des effondrements sans relation avec le régime ou avec les accidents observés, surtout si la courbe est progressivement descendante, cela indique que la nutrition est profondément atteinte et compromise ; le pronostic est des plus défavorables, le malade ne guérira pas.

Traitement.

Le traitement de la diarrhée de Cochinchine peut être *prophylactique* quand l'affection n'est pas encore déclarée, *hygiénique* quand la maladie n'est qu'à son début, enfin *médical* ou *curatif* quand elle est arrivée à sa période d'état.

I. — TRAITEMENT PROPHYLACTIQUE

Si l'on se rappelle ce que nous avons dit de l'étiologie de la diarrhée de Cochinchine, on verra de quelle importance sont l'hygiène et la thérapeutique préventive à l'égard de cette affection.

Nous avons établi, en effet :

1° Que la diarrhée chronique a besoin, pour s'établir, de trouver un intestin déjà préparé, congestionné et que la cause principale de cette congestion, dans les pays chauds, est le paludisme.

2° Que cette maladie n'est autre chose qu'une dysenterie chronique, c'est-à-dire une maladie infectieuse et que par conséquent elle a vraisemblablement pour cause, comme toutes les maladies infectieuses, la pénétration et la multiplication dans l'intestin chroniquement congestionné d'un germe dont la nature n'a pu encore être spécifiée.

De là deux ordres de moyens prophylactiques, les uns s'adressant à la congestion intestinale, les autres à l'introduction du germe morbide.

1° Prophylaxie de la congestion intestinale. — Tous les moyens propres à s'opposer aux causes d'irritation ou d'inflammation de l'intestin, si fréquentes dans les pays chauds, telles que les refroidissements, les indigestions, les parasites du tube digestif, etc., appartiennent à ce groupe.

(a) *Prophylaxie des refroidissements.* — A l'égard des refroidissements, le port permanent de la ceinture de flanelle et, pendant la saison froide ou pendant les nuits, de vêtements de laine constitue la meilleure mesure prophylactique.

On aura soin également, d'éviter les autres causes de refroidissement nocturne, les nuits au bivouac ou à la belle étoile, le sommeil sur la terre nue, etc. Jamais dans les pays tropicaux, un indigène ne passe la nuit sans abri, jamais il ne se couche sur le sol. Les lits ou les couchettes doivent être placés à une hauteur suffisante pour que le refroidissement du sol ne puisse se faire sentir.

Il faut encore signaler une cause de refroidissement

assez commune dans le Haut-Tonkin : ce sont les bains froids. Les ruisseaux et les torrents de cette région ont une eau limpide et fraîche qui semble, durant l'été, inviter à se baigner. Mais presque toutes les diarrhées et les dysenteries que nous avons observées à Lao-Kay avaient pour causes des bains de ce genre, dans une petite rivière du voisinage, le Nam-Taï. Les aspersions d'eau fraîche, qui n'ont pas ces inconvénients, suppléent du reste parfaitement à la balnéation.

(b). *Prophylaxie des indigestions.* — Les indigestions sont d'autant plus à craindre dans les pays chauds du'elles sont souvent le point de départ d'accidents pernicieux. Cependant comme presque toujours, chez les Européens, l'appétit est diminué ou dépravé, on croit le stimuler par des condiments excitants et des épices violentes. De là, la consommation prodigieuse d'épices, de poivre, de piment, de safran, de gingembre, de curcuma, de carry, etc., que font les Européens aux colonies. Cette alimentation conduit fatalement à la dyspepsie et, par suite, à la diarrhée.

D'autres Européens stimulent l'appétit par les boissons alcooliques, amères ou gazeuses, dites *apéritifs*, dont l'échantillon le plus connu et le plus répandu est l'absinthe ; cette habitude est plus dangereuse encore que celle des condiments violents car à l'action irritante de l'alcool sur le tube digestif s'ajoute son action spéciale sur le foie.

A la vérité, la transpiration cutanée presque continue qui, dans la zone tropicale, est la conséquence de

la chaleur humide, développe en permanence, pour
ainsi dire, la sensation de la soif, favorise la dypsomanie. Ainsi, on serait étonné de la quantité d'alcool
qui se consomme, par exemple, dans les colonies anglaises, sous forme de cognac, de rhum, de tafia et de
boissons composées, grog, pegg, cocktail, etc. Aussi
est-ce dans ces colonies que l'on observe au plus haut
degré les ravages combinés de l'alcoolisme et du paludisme (Bontius, Annesley); le dyspepsie, l'hépatite
sous toutes ses formes, la dysenterie et la diarrhée
chronique y sont habituelles.

On devra donc éviter, dans les pays chauds, l'usage
habituel des boissons alcooliques, comme celui des
épices violentes. Cela est d'autant plus facile que la
dypsomanie est, le plus souvent, un besoin artificiel,
un résultat de l'habitude, Du moins il est peu de sen-
sations aux quelles on résiste mieux, grâce à l'entraî-
nement, que la sensation de la soif, Si, dès les premiers jours de son arrivée sous les Tropiques,
l'Européen sait résister à la soif, il s'habituera à ne
pas boire, ou du moins à ne boire que très modéré-
ment et exclusivement à ses repas.

Il est, du reste, une foule de boissons inoffensives
auxquelles on pourra recourir pour combattre la soif.
Je ne cite que pour mémoire l'eau bouillie, ou alunée
et décantée, le thé, le café, les infusions de toute
espèce, etc. On verra plus loin que les indigènes, qui
n'ignorent pas le danger des boissons et qui n'ont pas
toujours les moyens de rendre l'eau inoffensive, usent
d'un subterfuge pour tromper la soif, c'est de mâcher

du betel. Mais nous étudierons plus loin cette question capitale de l'eau; revenons maintenant à l'alimentation.

Une dernière et fréquente cause d'indigestion dans les pays chauds est le défaut d'adaptation du régime alimentaire au climat. Beaucoup d'Européens en arrivant aux colonies, y conservent leurs habitudes de bonne chère, de repas copieux, d'alimentation animale, etc. Ce régime engendre rapidement la diarrhée.

Nous ne prétendons pas que l'Européen, arrivé en Cochinchine, doive s'astreindre au régime presque végétal de l'Annamite ; mais du moins il doit supprimer de son alimentation l'excès d'azote que les conditions sédentaires de la vie tropicale ne lui permettent pas d'utiliser. Les viandes noires, les végétaux riches en albuminoïdes de digestion difficile, doivent presque disparaître de sa table ; au contraire, les viandes légères, poisson et volaille, les féculents riches en eau, comme le riz, les légumes mucilagineux feront la base de son régime alimentaire. En un mot il devra obéir aux règles hygiéniques que l'observation séculaire des indigènes a établies en matière d'alimentation ; car l'hygiène inconsciente des populations, née de la lutte pour la vie, est le guide le plus sûr qu'on puisse suivre dans un pays nouveau (1).

(1) Nous montrerons plus loin combien cette hygiène des populations de l'Extrême-Orient est admirablement entendue au point de vue de la prophylaxie des maladies infectieuses et en particulier du paludisme. Elle constitue un véritable système de défense, grâce auquel seulement ces populations peuvent vivre sur un terrain où nous

(c) *Prophylaxie des parasites intestinaux*. — Les parasites intestinaux sont, dans les pays chauds, une nouvelle et fréquente cause d'irritation de l'intestin. On sait qu'on a voulu même voir en l'anguillule stercorale la cause de la diarrhée de Cochinchine, comme en l'ankylostome duodénal la cause de l'anémie intertropicale et de la diarrhée du Saint-Gothard. Quoi qu'il en soit, certains de ces parasites sont très répandus à la surface du sol et dans les eaux du Tonkin, tel précisément l'ankylostome, qu'on rencontre dans l'intestin d'une foule d'Annamites.

Parmi les parasites spéciaux du Tonkin, nous citerons encore le tenia inerme, très fréquent chez les Européens, et une variété de douve hépatique, qu'on trouve assez souvent chez les habitants du Haut-Fleuve. Ces parasites provoquent fréquemment de la diarrhée, et nous avons même observé une hépatite parasitaire qui se termina par la mort chez un tirailleur tonkinois dont le foie était farci de distomes.

De là, la nécessité pour les Européens, non seulement de rechercher et de faire disparaître rapide-

périssons. Cependant parmi les excellentes données empyriques que l'expérience leur a fait adopter, une nous semblait en désaccord avec nos notions de physiologie pathologique, c'est l'inocuité de la viande de porc, dont les Tonkinois font une énorme consommation. Hé bien, nous avons observé en effet que, tandis que les Européens et les Arabes, nourris de viande de bœuf, étaient sujets pendant la campagne, à une foule d'incommodités, parmi lesquelles le ténia (inerme), pas un seul soldat annamite n'avait de ténia, La viande du porc tonkinois est certainement très salubre. Cela tient-il à une qualité particulière de cette espèce dont les caractères sont si tranchés ? — Il faut dire que les Annamites ne mangent la viande que bouillie et par conséquent, réduite presque à l'état gélatineux.

ment les parasites intestinaux qu'ils peuvent héberger, mais de surveiller d'une façon toute spéciale leur alimentation et leur boisson pour se préserver de ces parasites.

(*d*) *Prophylaxie de la constipation.* — La constipation est encore une cause de congestion intestinale qu'on observe dans les pays chauds, soit chez les individus à profession sédentaire, soit chez les matelots. Peut-être est-elle, chez ceux-ci, l'expression d'un certain degré de saturnisme; mais elle est rare en campagne et dans les garnisons de l'Indo-Chine, où, sous l'influence du paludisme, la diarrhée prédomine.

Quoi qu'il en soit, elle peut, sous cette même influence, exister avec des alternatives de diarrhée et elle n'est pas moins à redouter que cette dernière. Elle sera combattue surtout par une alimentation appropriée et très légère, par le laitage, les fruits, au besoin par les eaux minérales laxatives ou les lavements.

(*e*) *Prophylaxie du paludisme.* — Mais le paludisme demeure, en définitive, la cause principale, primordiale de la congestion intestinale et, par conséquent, la cause prédisposante la plus active non seulement de la diarrhée de Cochinchine, mais encore de la plupart des affections des pays chauds. Aussi, la prophylaxie générale de ces affections, et de la diarrhée en particulier, n'est-elle autre que la prophylaxie du paludisme.

Or, cette prophylaxie est, comme nous l'avons dit,

toute créée, réglementée, codifiée en quelque sorte
par les coutumes indigènes, qui ne sont elles-mêmes
que le résultat d'une longue expérience hygiénique.

L'un des plus grands sujets d'étonnement pour
l'Européen qui pénètre dans ces puissants foyers de
paludisme, comme la Cochinchine, le Tonkin, l'Indo-
Chine centrale, est, en effet, en présence de la multi-
plicité et de la gravité des atteintes palustres, de
l'ubiquité et de l'hybridité du poison tellurique, des
allures multiples, protéiformes, insaisissables, mais
toujours si redoutables, de l'empoisonnement, est de
voir que ces foyers sont habités. La race, à vrai dire,
n'y est point vigoureuse, ni nombreuse, mais cependant elle y résiste et elle résiste sans quinine — le
seul remède spécifique que nous connaissions à l'impaludation, — elle résiste là où des Européens, plus
solides, plus vigoureux, mieux nourris, ne résistent
pas et ne se maintiennent temporairement qu'à force
de quinine.

Est-ce là le résultat d'une immunité? — Non,
nous le savons. Il n'y a point d'immunité de race, ni
d'âge, ni de sexe, ni de constitution à l'égard du paludisme comme il y en a à l'égard de la plupart des
autres maladies infectieuses, de la fièvre jaune par
exemple ou de la tuberculose. Au contraire, ceux
des indigènes dont nous modifions les conditions
d'existence, que nous soumettons à un genre de vie
pareil au nôtre, sont, dans leur propre pays, plus
souvent et plus gravement atteints par le paludisme
que les Européens. Ainsi, dans les expéditions où les

contingents indigènes se sont trouvés mêlés aux troupes Européennes, nous avons toujours noté que la morbidité et la mortalité les plus fortes étaient pour les premiers; ce qui s'explique, du reste, parce que les indigènes sont moins bien nourris, moins robustes et, par conséquent, moins résistants que les Européens.

D'autre part, les indigènes n'ont point de succédané de la quinine. Comment donc et pourquoi, dans les conditions normales, résistent-ils au paludisme?

Ce problème nous avait longtemps préoccupé; mais ce n'est que lorsque nous avons connu à fond les mœurs et les allures du paludisme en Indo-Chine que nous en avons entrevu la solution. En réalité, les indigènes, les Annamites en particulier, ont une connaissance, une expérience telle des mœurs de leur ennemi qu'ils vivent avec lui sans, pour ainsi dire, s'exposer à ses coups. Toutes leurs habitudes et même ce qu'on a appelé leurs vices sont la conséquence, non pas de besoins spéciaux, mais d'observations rigoureuses; leur hygiène, en un mot, constitue un système complet de défense à l'égard du paludisme.

En effet, deux facteurs dominent dans l'étiologie du paludisme, *la chaleur* et *l'eau*, le premier comme fécondant, le second comme véhicule du germe palustre. Tous les autres sont secondaires ou s'y rattachent indirectement. Etudions-les donc avec soin et voyons quelle prophylaxie leur a été opposée.

Influence de la chaleur. — M. Pasteur a démontré, à propos du charbon, dans une expérience célèbre, la grande influence de la température sur le développement des microbes. Tandis que des poules, inoculées avec les cultures charbonneuses les plus virulentes, ne tombent pas malades, des bœufs ou des moutons succombent rapidement. Or, la poule a une température de 40 à 41°, tandis que les mammifères n'ont qu'une température de 37° environ. M. Pasteur en conclut que, si l'on pouvait abaisser la température de la poule, celle-ci deviendrait apte à contracter le charbon ; il réalisa l'expérience en plongeant une poule dans l'eau froide, puis l'inocula. Au bout de quelques heures, la poule était morte et son sang fourmillait de bactéridies.

La contre-partie de cette expérience fut faite par M. Paul Gibier sur la grenouille. Cet expérimentateur démontra que les animaux à sang froid, habituellement réfractaires au charbon, perdent leur immunité lorsqu'on les réchauffe artificiellement, par exemple dans l'eau tiède.

Ces deux expériences donnent la clef de ce qui se passe dans le paludisme. Évidemment, l'agent producteur du paludisme n'ayant pu être isolé ou cultivé, il a été impossible d'expérimenter directement sur lui ; mais l'observation clinique a suppléé l'expérimentation. Or, l'observation nous apprend que, de même que la température la plus favorable à la multiplication de la bactéridie charbonneuse est celle de 30° à 35°, de même l'agent générateur du paludisme n'acquiert son activité et sa virulence maxima qu'avec une température supérieure à 37°.

A la vérité l'intoxication, l'impaludation sont possibles à toute température. C'est-à-dire que le microbe peut pénétrer dans le sang dans n'importe quelle condition, mais il demeure à l'état latent, il ne se multiplie pas avec activité, et cette impaludation latente ne devient manifeste, c'est-à-dire ne se traduit par un accident aigu, un accès de fièvre, que lorsque, par un phénomène quelconque, la température vient à s'élever au-dessus du chiffre normal.

Cette relation du développement du paludisme avec la chaleur donne la clef d'un premier fait qui est la tendance à la continuité, c'est-à-dire à la gravité de l'impaludation, au fur et à mesure que la température extérieure s'élève. La fréquence et la gravité des fièvres paludéennes croissent, en effet, à mesure qu'on se rapproche de l'équateur et sont toujours plus grandes en été qu'en hiver.

Ces faits ont été depuis longtemps mis en lumière. On sait qu'en France, dans les régions palustres, comme la Sologne ou la Dombes, on n'observe guère que des fièvres tierces, parfois des quotidiennes, jamais des pernicieuses. L'Italie et l'Algérie, situées à une latitude plus méridionale, ont pour type prédominant le quotidien et les fièvres continues y apparaissent sous le nom de rémittentes. Sous les tropiques enfin, on n'observe plus de tierces, les quotidiennes sont la règle; mais les continues et les pernicieuses deviennent très fréquentes. — En outre, dans ces régions, c'est au moment où la température est la plus élevée, pendant l'été — et non point pendant l'automne, comme on l'a souvent écrit — que le paludisme est le plus redoutable.

Mais ces observations ne visent que le développement général du paludisme. En ce qui concerne les individus, l'influence de la chaleur est identique. Que l'impaludé s'expose pendant un certain temps à l'action des rayons solaires; que, sous cette influence, sa température s'élève, comme dans l'expérience de M. Gibier, et aussitôt éclatent des accidents aigus, un accès de fièvre ou même un accès pernicieux. Et, comme au Tonkin et en Cochinchine, l'organisme est toujours en puissance de paludisme, comme l'agent paludéen existe toujours dans le sang de la veine porte à l'état latent et à une tension parfois extrême, il suffira parfois de s'exposer au soleil pendant quelques secondes pour contracter un accès pernicieux mortel. Ce qu'on appelle *insolation* au Tonkin n'est autre chose qu'un accès pernicieux foudroyant ; nous avons pu nous en convaincre à deux reprises en examinant le sang des insolés dans lequel nous avons retrouvé les altérations caractéristiques du paludisme passées du sang de la veine porte dans le sang de la circulation générale.

Mais ce n'est pas seulement la chaleur extérieure qui peut élever la température du corps; la fièvre a le même résultat. Que, par conséquent, un homme en état d'impaludisme latent ait, pour une cause quelconque, à propos d'un accident banal, plaie, rhume, indigestion, un mouvement fébrile, aussitôt éclateront chez lui les accidents aigus de l'impaludisme, compliquant ainsi l'affection première, se surajoutant à elle et la masquant parfois au point de la rendre méconnaissable. — C'est ce qui explique que, sous les tropiques, le paludisme apparaisse toujours à l'état de complication dans toutes les maladies possibles, pneumonie, rhumatisme, embarras gastrique, fièvre typhoïde, traumatismes, plaies d'armes à feu, etc., et qu'il constitue souvent le danger principal de ces affections.

Eh bien! les Annamites et les Chinois, s'ils n'ont pas analysé ces faits avec une rigueur scientifique, en ont du moins retenu d'utiles enseignements. Ils se sont fait une hygiène de défense contre la chaleur; ils ont adopté des vêtements légers et amples, permettant à la peau de se trouver toujours au contact de l'air; ils ont laissé pousser leurs cheveux, qu'ils relèvent en chignon sur le haut de la tête et qui forment matelas contre les rayons solaires; ils ont adopté ces immenses et légers chapeaux en paille de riz ou en feuille de latanier, qui cependant ne les dispensent pas du parasol; ils ont construit leurs habitations en simples nattes de bambou, à travers lesquelles la ventilation se fait librement, les entourant de galeries ou de vérandas ombreuses et les recouvrant d'une énorme épaisseur de paillottes, mauvaises conductrices de la chaleur; ils ont porté la ventilation artificielle, au moyen des éventails et des pankas, à un degré qui nous paraît être du sybaritisme ; mais surtout, pour échapper aux dangers de la chaleur, ils suspendent en quelque sorte leur existence pendant les heures les plus chaudes de la journée et les mois les plus chauds de l'année.

Le travail musculaire en effet et la fatigue qui en est la conséquence, sont de puissants facteurs dans l'étiologie du paludisme, non seulement parce qu'ils entraînent une diminution de la résistance individuelle, mais surtout parce qu'en élevant la température du corps, ils peuvent, surtout si la température extérieure est déjà haute, aboutir aux mêmes résultats que la fièvre. De là, les réveils de paludisme qu'on observe si souvent, pendant la saison chaude, chez les soldats en marche, ou après les exercices violents, les chasses, les fatigues, etc. Nous avons d'ailleurs dit plus haut (p. 57 note) que nous avons pu fréquemment constater sur nous même et à volonté le passage du pigment sanguin dans la circulation générale, c'est-à-dire déterminer des rappels artificiels de paludisme aigu, par une simple fatigue, par exemple par une journée de chasse au soleil. — De là, par conséquent les dangers des marches et des expéditions militaires pendant la saison chaude et aux heures les plus chaudes de la journée.

L'Annamite n'ignore point cela. Aussi la sieste commence-t-elle pour lui vers neuf ou dix heures du matin et se termine-t-elle vers trois ou quatre heures du soir seulement. Pendant toute sa durée, l'indigène ne dort pas, mais il ne sort pas de sa maison ; il fume, joue, fait sa toilette ou se livre à quelque travail paisible, mais il évite tout exercice violent et ne franchit pas le seuil de sa porte. Il n'y a que les misérables cultivateurs, pressés par l'impôt ou la corvée, qui se risquent à pareille heure dans les champs. Aussi la fièvre ne les épargne-t-elle point.

En outre, indépendamment de la sieste, qui est l'interruption quotidienne du travail, il est toute une période de l'année pendant laquelle l'Annamite et le Chinois se renferment chez eux, c'est la période humide et chaude.

Les saisons dans ce pays sont en effet, réduites à un hiver très court, du 15 décembre au 1er avril, et un été très long le reste de l'année. Mais cet été se sub-divise à son tour en deux périodes : l'une de chaleur humide en mai et juin, l'autre de chaleur sèche jus-qu'à l'hiver.

Cette période de chaleur humide, pendant la-quelle il pleut sans cesse, pendant laquelle la vapeur d'eau, volatilisée et arrêtée par l'énorme bar-rière montagneuse du Thibet, fait au-dessus de l'Indo-Chine un ciel gris, plombé et étouffant, pendant laquelle la peau, toujours moite, finit par se couvrir d'éruptions sudorales, pendant laquelle la nature enfin déploie une activité de production, une fécondité pro-digieuse, cette période est également celle où les germes palustres se multiplient avec le plus d'intensité — Aussi, le commerçant interrompt ses voyages et son trafic, la batellerie s'arrête, les opérations mili-taires cessent, les soldats prennent leur quartier d'été ; en un mot, cette période est une trève générale devant l'imminence du péril paludéen (1).

Influence de l'eau. Le rôle de l'eau comme véhicule du germe palustre a été vivement contesté et n'est point accepté par nombre d'auteurs, en particulier par MM. L. Colin (2), Kelsch (3), A. Nicolas (4) et F. Roux (5). Il semble cependant que cette importante question ait besoin d'être reprise à nouveau et étudiée sur de nouvelles bases, car des observations récentes et précises tendent au contraire à faire attribuer un rôle considérable à l'eau comme véhicule et comme voie de pénétration de l'agent paludéen.

Pour nous, ce rôle n'est point contestable. Nous rappellerons à cet égard que de bons observateurs, comme Boudin (6) et F. Jacquot (7), bien placés pour

---

(1) C'est surtout dans les régions où le paludisme est particulièrement grave, comme le Haut-Fleuve-Rouge, que cela s'observe. Telle est la terreur des Chinois pour cette région pendant les mois d'été qu'en 1886, malgré les ordres de l'empereur, les membres de la commission chinoise de délimitation des frontières imaginèrent les stratagèmes les plus curieux pour retarder leur voyage et finirent par accepter sans discussion, pour en avoir plus tôt fini, le tracé des frontières proposé. C'est cette région que, en raison de son insalubrité, ils ont désigné comme lieu de déportation et de relégation pour leurs malfaiteurs : aussi est-il difficile, pendant l'été, de décider les Annamites à s'y rendre. Du reste cette abstention de tout déplacement et en particulier de toute opération militaire pendant la période de chaleur humide est la condition *sine qua non* de la santé. Nos soldats en ont fait trop souvent la douloureuse expérience.

(2) L. Colin : De l'ingestion des eaux marécageuses. *Ann. d'hygiène* 1872.

(3) Kelsch et Kiener : *Traité des maladies des pays chauds*, p. 843.

(4) A. Nicolas, *Chantiers de terrassement en pays paludéen*, 1889, p. 376.

(5) F. Roux. *Traité des maladies des pays chauds*, t. I, p. 239.

(6) Boudin, *géographie médicale*, t. I, p. 142.

(7) Félix Jacquot, *Annales d'hygiène*, 1854.

juger cette question, ont rapporté des faits qui ne laissent pas de doute sur la possibilité du développement des fièvres palustres par l'eau de boisson. Les médecins anglais qui ont observé dans l'Inde, en particulier dans le Teraï, ont fait des observations analogues, et Moore (1) rapporte même que certains villages de l'Inde sont ravagés par les fièvres alors que les villages voisins, placés dans les mêmes conditions, mais pourvus d'une bonne eau potable, en sont indemnes. D'ailleurs, les partisans de la transmissibilité du paludisme par l'eau ne laissent pas d'être nombreux en France même, tels MM. Jaccoud (2), Laveran (3) et Corre (4).

Ce qui a probablement amené les divergences dans cette question, c'est l a confusion longtemps faite entre les eaux marécageuses et les eaux paludéennes proprement dites. Il ne suffit pas, en effet, qu'une eau soit trouble, fétide, qu'elle renferme des matières végétales en décomposition ou qu'elle provienne d'un marécage pour qu'elle contienne des germes de paludisme. Des eaux corrompues et croupissantes, dont l'ingestion provoquerait sûrement des accidents intestinaux, peuvent être indemnes de paludisme, tandis que des eaux très pures, très limpides peuvent au contraire, être chargées d'agents paludéens.

Or, c'est précisément ce qui se produit au Tonkin,

(1) W. J. Moore, *Diseases of India*, 2ᵉ édit. p. 267.
(2) Jaccoud, *Pathologie interne*, t. II, p. 606.
(3) Laveran, *Traité des fièvres palustres*, 1884, p. 458.
(4) Corre, *Traité des maladies des pays chauds*, p. 421.

où, tandis que l'eau des rizières, jusqu'à un certain point épuisée par la culture, et surtout l'eau vaseuse du Fleuve-Rouge ne provoquent que des impadulations généralement bénignes, l'eau limpide des torrents, l'eau de roche de la région montagneuse produit des accidents d'une effroyable gravité. Nous reviendrons du reste bientôt sur cette question.

D'ailleurs, de l'existence de faits négatifs on ne pourrait conclure à l'impossibilité de l'impaludation par la voie digestive, car on sait combien cette voie est infidèle; les sucs digestifs dont l'eau doit subir l'action avant d'être absorbée détruisent une grande partie des germes en suspension et, tout en laissant possible l'intoxication, la rendent du moins hasardeuse.

Cette question de la transmissibilité du paludisme par l'eau de boisson rappelle exactement ce qui s'est passé à propos de la fièvre typhoïde. D'abord et longtemps on confondit la putréfaction, la corruption, la mauvaise odeur avec l'infection spécifique; puis quand, il y a une dizaine d'années, des médecins anglais vinrent affirmer que la fièvre typhoïde était d'origine hydriatique, on considéra cette opinion comme une simple théorie d'école et on ne la cita qu'à titre de curiosité. Les plus indulgents se contentèrent de l'accepter dans des cas exceptionnels (1); mais beaucoup la combattirent vivement, tels Port (2), à Mu-

____

(1) ARNOULD : *Dictionnaire encyclopédique*. Art. Eau. 1885.
(2) PORT. *Archiv fur Hygiene* 1883.

nich, Bechmann (1) à Paris, etc. Au congrès de Vienne même, le plaidoyer chaleureux de M. Brouardel ne conquit pas tous les suffrages et il fallut les recherches bactériologiques et les observations précises de Chantemesse et Widal, pour démontrer que l'eau est non seulement le véhicule, mais le milieu de culture du germe typhique. La doctrine aujourd'hui est établie et ne rencontre plus de contradicteurs.

Il en sera probablement de même pour la transmissibilité de l'agent paludéen, quand celui-ci sera mieux connu ; car, d'après ce que nous savons de la pathogénie des maladies infectieuses, les germes de ces maladies n'ont que deux milieux de prédilection dans lesquels ils se multiplient et qui leur servent de berceau. Pour les uns, ce milieu est l'eau ou les liquides riches en matières organiques (égouts, fosses d'aisance, eaux corrompues), pour d'autres l'organisme humain ou animal. Or, comme l'agent du paludisme ne se transmet pas de l'homme à l'homme, comme il ne se cultive pas d'organisme à organisme, comme il ne se multiplie pas dans les liquides organiques, son berceau d'origine, son milieu de culture de prédilection ne peut être que l'eau. L'eau doit donc servir à la transmission du paludisme.

Du reste, M. Laveran (2), qui a soumis à une critique nouvelle les faits analysés par M. Colin, n'hé-

---

(1) BECHMANN, Les eaux de Paris et la fièvre typhoïde (*Bull. de la Soc. de médecine publique*, 1887).

(2) LAVERAN, *Loc. cit.* et *Du paludisme et de son hématozoaire*, 1891, p. 145.

site pas à accepter cette hypothèse, à l'appui de laquelle il apporte plusieurs faits nouveaux et instructifs. C'est ainsi qu'en Abyssinie, dans une région très insalubre, Blanc (1) s'astreignit pendant un long séjour à ne boire que de l'eau bouillie ; il fut préservé de la fièvre et un officier anglais, qui imita sa pratique, fut également préservé, tandis que toutes les autres personnes faisant partie de la mission étaient atteintes de fièvre ou de dysenterie. — M. Laveran lui-même a observé à Constantine des cas de fièvre intermittente d'origine hydriatique.

En Indo-Chine, ces faits sont bien connus des indigènes ; ils indiquent l'eau de telle rivière, de tel ruisseau comme inoffensive, tandis que l'eau d'un autre ruisseau est dangereuse. Pour notre part, nous avons observé à Lao-Kay que la garnison pouvait boire sans grand danger l'eau du Fleuve-Rouge et pouvait se baigner impunément dans ce cours d'eau, tandis que l'eau du Nam-Taï, son affluent, courante, fraîche et limpide comme de l'eau de roche, donnait des fièvres graves et des accès pernicieux.

Ce sont, du reste, les eaux limpides qui, dans ce pays, provoquent les formes les plus redoutables de l'intoxication paludéenne. Cela est dû à ce que les roches poreuses, les schistes qui forment la couche la plus superficielle du squelette granitique de la région, reposant sur l'assise imperméable du granit, jouent le rôle d'éponge et sont très probablement le

(1) Ch. Blanc. Notes médicales d'un voyage en Abyssinie (*Gazette hebdomadaire*, 1874).

foyer dans lequel s'élaborent, sous la double influence de l'humidité et de la chaleur, les agents du paludisme.

La roche poreuse joue dans ces régions, comme dans le Sahara, le rôle de l'humus isolé par un lit d'argile imperméable et elle le joue d'autant mieux que la roche, bonne conductrice de la chaleur, se trouve portée à une haute température. Friedel, du reste (Parkes, *Hygiene*, p. 295), a depuis longtemps signalé dans les roches granitiques désagrégées et infiltrées par l'eau pluviale une végétation cryptogamique abondante. Il n'est donc pas surprenant que les eaux qui ont lavé ces roches ou qui en proviennent, soient chargées de germes nocifs. Quoi qu'il en soit, en Indo-Chine, c'est partout où la roche poreuse affleure le sol, dans la zone montagneuse, sur les collines rocheuses, qu'on observe les formes les plus graves du paludisme.

Cette insalubrité des sommets plus grande que l'insalubrité des vallées est un fait que non seulement les Annamites, mais aussi les missionnaires et les anciens résidents européens nous avaient signalé à notre arrivée au Tonkin et auquel nous avions peine à croire parce qu'il est contraire à nos connaissances hygiéniques ; mais c'est un fait réel et qui ne doit pas être oublié quand il s'agit d'altitudes inférieures à 1000 mètres.

On comprend dès lors que l'eau des torrents et des ruisseaux limpides puisse par son ingestion produire des accidents redoutables et que, par analogie, les indigènes aient proscrit de leur alimentation toutes les

eaux courantes limpides. Les Annamites, en effet, ont
de l'eau crue, surtout de l'eau de roche, une terreur
profonde. A Bac-Hat, village important situé au confluent de la Rivière-Claire et du Fleuve-Rouge, les
habitants ne boivent jamais l'eau cristalline et pure
de la rivière ; ils préfèrent traverser celle-ci en
bateau et aller, avec des jarres, faire leur provision
de l'eau boueuse, rougeâtre. du fleuve. Cette pratique
demande à être expliquée.

On sait depuis longtemps que lorsqu'une eau, riche
en matières organiques, renferme des particules
solides en suspension, si on laisse reposer cette eau
un certain temps, les particules solides se précipitent
au fond du vase en formant une sorte de filet qui,
comme dans le collage des vins, entraîne avec lui la
matière organique moins dense. L'eau alors, décantée
avec précaution, se trouve purifiée. C'est ainsi que
les indigènes en agissent avec l'eau du Fleuve-
Rouge : les molécules d'argile en suspension dans
cette eau la filtrent en quelque sorte par le repos en
se précipitant au fond du vase et la dépouillent ainsi
des germes qu'elle peut renfermer.

Du reste, cette opération est notablement facilitée
par l'addition à l'eau d'une trace infinitésimale
d'alun. L'alun, en se combinant avec la matière
organique et les sels terreux, forme une laque dense
qui se précipite immédiatement en entraînant avec
elle toutes les particules en suspension et qui laisse
dans le vase une eau parfaitement pure.

Ce procédé est le plus usité ; il est absolument

inoffensif, car, nous le répétons, il ne laisse dans l'eau qu'une trace inappréciable d'alun ; il est, en outre, infiniment supérieur à la filtration mécanique de l'eau qui, à moins d'être pratiquée avec un filtre de porcelaine nouvellement flambé, laisse passer les germes et les microbes en suspension. Aussi mériterait-il d'être universellement adopté, non seulement dans les postes, les campements et toutes les conditions de la vie en campagne, mais encore dans les garnisons et en France même, où l'on éprouve tant de difficulté à obtenir de l'eau épurée (1).

Du reste, les recherches bactériologiques ont démontré qu'il suffisait du simple repos pour purifier l'eau bactériologiquement ; la seule pesanteur

(1) Un chimiste allemand, le docteur Oppermann, de Bernburg a récemment, du reste, préconisé un procédé analogue de purification de l'eau ; il se sert d'un produit qu'il appelle « magnésie gélatineuse ozonisée », en forme de bouillie, qu'il mélange à l'eau à la dose d'une cuillerée à café par trois litres d'eau. Ce mélange donne à l'eau une faible réaction alcaline et « rend impossible, dit-il, la propagation des maladies dont les germes, comme ceux du typhus, de la diphthérie, de la rougeole, de la variole, et même du charbon et de l'érisypèle, pénètrent par l'alimentation ». Seulement, au lieu de voir dans ce résultat un simple effet de purification mécanique par la précipitation, l'auteur a voulu y voir une action antiseptique de la magnésie et de l'ozone. Bliesener a cherché à vérifier cette action antiseptique ; il l'a trouvée insuffisante pour assurer la désinfection de l'eau ; bien plus, il a trouvé que la bouillie d'Oppermann renferme, à l'état frais, jusqu'à 153,000 bacries vivantes par centimètre cube, d'où il conclut que ce produit n'est pas à adopter. Cette conclusion, vraie dans ce cas particulier, est encore à vérifier en ce qui concerne la méthode générale de purification par précipitation (Voir BLIESENER, Die Desinfektion von Trinkwasser durch gallertartigen und Ozonhaltigen Magnesiabrei (*Deutsche militärärztl. Zeitschrift*, 1890, p. 760).

entraîne les germes au fond des récipients, de telle sorte qu'il suffit d'une simple décantation pour obtenir une eau inoffensive. A plus forte raison, quand au repos s'ajoute l'action mécanique de la précipitation et l'action catalytique du *collage* par l'alun. Il y a donc lieu de s'étonner qu'une méthode de purification si simple, si peu coûteuse et si efficace n'ait pas été vulgarisée dans l'armée. Au Tonkin, elle nous a donné d'excellents résultats (1).

Mais ce procédé n'est pas le seul auquel recourent les indigènes pour éviter les dangers de l'eau palustre. Beaucoup, surtout parmi les Chinois ou dans la classe riche, utilisent pour l'alimentation l'*eau de pluie*. Dans les maisons riches il y a toujours, sous un auvent, un bassin cimenté destiné à recueillir et à conserver l'eau de pluie qui servira à l'alimentation. Dans les maisons pauvres on se contente, quand il pleut, de placer de grandes jarres sous les gouttières et de faire ainsi provision d'eau potable.

Mais les Européens, en général, n'aiment point ce procédé, qui d'ailleurs a ses dangers ; aussi la plupart préfèrent-ils faire usage des *eaux minérales*, en particulier des eaux françaises dites de table, qui s'ex-

______

(1) Voici comment je l'ai mise en pratique. Je superposais deux grandes jarres de terre de la contenance d'un hectolitre environ, très communes dans le pays ; la jarre supérieure était pourvue latéralement d'un robinet à 15 centimètres environ au-dessus de son fond. C'est dans celle-ci qu'on mettait l'eau à purifier, qui était agitée quelques secondes avec un bambou troué renfermant un cristal d'alun ; après repos, on ouvrait le robinet. L'eau s'écoulait, absolument limpide, dans la jarre inférieure, où elle était conservée et utilisée suivant les besoins.

portent en quantités considérables dans les colonies. Mais l'expédient est assez coûteux et n'est pas toujours facile à mettre en pratique; c'est pourquoi dans quelques maisons on a recours au dernier artifice employé par les indigènes, l'*ébullition*. Toutefois, pour masquer la saveur fade de l'eau bouillie, on fait infuser dans cette eau un peu de *thé*.

Ainsi s'explique la consommation extraordinaire de thé qui se fait en extrême Orient. Le thé annamite, du reste, ne ressemble pas au thé de Chine; celui-ci est grillé sur des feuilles de cuivre, et, de même que pour le café, c'est la torréfaction qui développe son arome; le thé du Tonkin, comme celui du Yunnan et des régions palustres de l'Indo-Chine, est la feuille simplement desséchée au soleil et renfermant tout son tannin; son infusion rappelle le goût de l'infusion de feuilles de noyer, elle est même légèrement nauséeuse, mais très fortement astringente et, grâce à cette qualité, dans un pays où la diarrhée est habituelle, elle rend d'inappréciables services.

D'ailleurs, ce sont encore les qualités de l'eau, c'est le danger qu'il y a à satisfaire la soif, qui donnent la raison d'une étrange habitude de ce pays, particulière aux races annamite et malaise, l'habitude du *betel*. En effet, le betel est une piperacée dont la mastication développe dans la bouche une sensation de fraîcheur analogue à celle de la menthe; elle calme donc ou trompe la soif et supplée, sans inconvénient pour la santé, aux rafraîchissements des autres pays. Aussi les Annamites, qui mâchent du betel, consomment-ils moins de thé, par exemple, que les Chinois, qui ne chiquent pas. On sait, d'ailleurs, que cet artifice est répandu dans tous les pays où le paludisme règne avec intensité et rend l'eau de boisson dangereuse ; seulement les naturels de l'Amérique du Sud remplacent le betel par la coca et ceux de l'Afrique centrale par la kola.

Influence de l'alimentation. — L'alimentation joue également dans la prophylaxie du paludisme un rôle des plus considérables ; mais cette question se confond avec celle de la prophylaxie de l'embarras gastrique, des indigestions, que nous avons traitée précédemment.

Influence des diarrhées. — Cependant, il est une dernière question qui se rattache directement à l'étude prophylactique du paludisme, c'est celle des *diarrhées des pays chauds*, puisque, comme on le sait, ces diarrhées sont presque toujours d'origine palustre. Elles sont d'ailleurs une cause puissante de congestion intestinale, car elles précèdent toujours la diarrhée chronique à laquelle, pour ainsi dire, elles préparent le terrain, et, à ce point de vue, elles doivent être l'objet d'une surveillance toute particulière qui rentre dans la prophylaxie générale de la diarrhée de Cochinchine.

Ne point laisser s'éterniser une diarrhée en apparence banale, peu gênante, couper court à tout catarrhe intestinal, de quelque nature qu'il soit, est donc un principe que les Européens ne doivent point négliger dans les pays chauds, se rappelant que ces dévoiements sont les avant-coureurs de l'entérite chronique.

Ces diarrhées d'ailleurs sont justiciables du traitement ordinaire de toutes les entérites. Mais, indépendamment des précautions générales que nous avons indiquées à l'égard du paludisme, indépendamment des règles hygiéniques et thérapeutiques habituelles, il est un agent sur lequel nous devons attirer l'attention quand il s'agit des diarrhées des pays chauds, c'est l'*opium*.

Nous en avons dit un mot précédemment (p. 44) et nous le répétons ici : *l'opium est le médicament par excellence des diarrhées des pays chauds*. Il agit non seulement en calmant la douleur, parfois si violente, de l'entéralgie, en paralysant les mouvements de l'intestin et en diminuant l'hypersécrétion de la muqueuse intestinale, mais surtout en ralentissant considérablement la sécrétion biliaire et l'activité du foie qui sont le danger principal des diarrhées palustres. Aussi est-ce surtout dans les formes bilieuses qu'il donne, associé à la quinine, ses plus brillants résultats. On peut donc, en rappelant le mot de Sydenham, dire que, dans ces pays, l'opium est, comme la quinine, un médicament indispensable.

Les indigènes ne l'ignorent point en vertu de cette expérience empyrique dont nous avons parlé. Aussi, dans les régions palustres, comme le Haut-Fleuve-Rouge, comme tout le sud de la Chine, où l'intestin est toujours sous l'imminence ou sous le coup de la diarrhée, l'opium est devenu une véritable nécessité. Il s'est introduit, sous forme de tabac opiacé ou d'opium préparé pour la pipe, dans les habitudes du pays, et cette habitude est devenue chez nombre d'individus, particulièrement dans la classe riche, un danger et un vice redoutables.

Mais il en est de l'opium en Chine comme de l'absinthe en Algérie; tous ceux qui usent n'en font point abus. Comment en effet expliquer la santé et souvent le grand âge des Chinois, qui cependant fument l'opium dès leur adolescence?

Quoi qu'il en soit, notre but n'est pas de recommander la fumée d'opium comme un moyen de conservation de la santé. Du reste, lorsqu'il existe de la diarrhée, l'opium pris à l'intérieur, sous forme de laudanum ou de toute autre préparation, rend les mêmes services que la fumée et n'a pas autant de dangers. Nous avons voulu prouver seulement que toutes les habitudes de l'extrême Orient ont pour point de départ des observations hygiéniques, souvent faussées ou déviées, mais qui forment dans leur ensemble un système complet de protection contre le paludisme.

L'Européen dans ces régions ne saurait mieux faire en conséquence, que de se conformer à ces pratiques, du moins en ce qu'elles ont d'inoffensif, et de suivre, à l'égard du paludisme, un programme d'hygiène prophylactique dont les règles principales peuvent se résumer ainsi :

1° Se défendre contre la chaleur et la fièvre ;

2° Proscrire de l'alimentation l'eau non épurée ou stérilisée ;

3° Éviter les excès, soit de table, soit de toute autre nature ;

4° Traiter dès le début toute diarrhée, même légère.

Emploi de la quinine à titre préventif. — Enfin, dans la prophylaxie du paludisme, les Européens ont une dernière ressource, la *quinine.*

L'usage prophylactique de la quinine a fait, dans ces dernières années, de grands progrès, et, quoique l'expérience acquise à ce point de vue soit encore incomplète, cette pratique se recommande par les résultats obtenus, dans certaines conditions spéciales. C'est, en effet, quand les conditions hygiéniques laissent à désirer et qu'il est impossible de les améliorer, par exemple dans les expéditions militaires, les marches, les campagnes en pays palustre, quand les nécessités de la guerre amènent des troupes dans des régions particulièrement dangereuses (Dobrudscha, 1877), ou quand de grandes fatigues sont à redouter, qu'on a recouru avec succès à l'emploi prophylactique de la quinine.

Quelques essais ont même été faits dans l'armée italienne pour substituer l'arsenic à la quinine comme agent préventif de la fièvre ; mais l'expérience n'a pas été concluante (1).

En revanche, les résultats obtenus grâce à la quinine méritent d'attirer l'attention. C'est ainsi qu'

---

(1) A LAVERAN, *Archives de Médecine militaire*, t. VIII, p. 152.

Ouargla notre camarade Lanel (1) est arrivé, par l'administration préventive de la quinine, à diminuer de 50 0/0 le chiffre des impaludations. Il n'est pas douteux qu'on ne puisse encore obtenir mieux, car, comme le fait remarquer Lanel, le soldat répugne à la médication préventive et celle-ci est difficile à surveiller; ainsi on obtient des résultats bien meilleurs chez les officiers. Sur quatre officiers qui passèrent l'été à Ouargla, un seul, qui s'était refusé à la médication prophylactique, fut malade. Les faits cités par Grœser (2) ne sont pas moins concluants.

Une dose quotidienne de 10 à 20 centigrammes paraît suffisante pour assurer la préservation.

2° **Prophylaxie des germes morbides.** — Si la diarrhée chronique est, comme on l'admet pour la dysenterie, la conséquence de la pénétration et de la multiplication dans un intestin préparé à le recevoir d'un germe morbide, il est tout un autre ordre de mesures prophylactiques qu'on devra mettre en pratique dans les pays chauds pour empêcher ce germe d'arriver jusqu'à l'intestin.

A priori, ces conclusions peuvent paraître hasardeuses, parce qu'on n'a pu encore isoler l'agent microbien de la dysenterie et qu'on ignore sa biologie, parce que, pour beaucoup d'auteurs encore, la dysenterie n'est pas une maladie infectieuse.

Le caractère infectieux de la dysenterie a cependant

(1) LANEL, Essai de topographie médicale de Ouargla (*Arch. de Méd. militaire*, 1890, t. XVI, p. 464).

(2) GRŒSER, *Berliner Klinische Wochenschrift*, 1888, p. 845 et 1065.

été mis hors de doute par MM. Kelsch et Kiener, et, si l'on admet pour celle-ci une cause spécifique, force est également de l'admettre pour la diarrhée de Cochinchine, qui n'est, en définitive, qu'une dysenterie chronique.

MM. Kelsch et Kiener (1) pensent qu'une température de 18 à 20° est « nécessaire au développement et à l'état d'activité des germes de la dysenterie en dehors de l'organisme ». En outre, il résulte de toutes les observations faites jusqu'à ce jour, tant dans les pays chauds que dans la zone tempérée, que l'eau est le facteur principal de l'étiologie de la dysenterie (Cambay, Annesley, etc.) On peut donc en conclure que c'est vraisemblablement l'eau qui, dans les pays chauds, est le foyer de prédilection et le véhicule ordinaire de l'agent dysentérique.

Mieux que pour le paludisme, les preuves de ce fait abondent. Ainsi, en Cochinchine, d'Ormay (2) rapporte qu'en certaines localités, à Thu-Dau-Mot en particulier, on faisait naître ou disparaître à volonté la dysenterie en se servant de certaines eaux ou en en suspendant l'usage. — Plus affirmatif encore est le rapport suivant du Dʳ Infernet (3) : « Jusqu'au mois de juillet, malgré les services pénibles d'embarcations pour débarquer sur les côtes d'Annam les troupes embarquées, nous n'avons pas eu à bord un seul cas

<hr>

(1) KELSCH et KIENER, *loc. cit.*, p. 141.
(2) A. LEFÈVRE, Thèse de Paris, 1869.
(3) INFERNET, Rapport de campagne du *Hugon* (*Arch. de Méd. navale*, t. XLVII, p. 385).

de dysenterie tant que l'équipage a fait exclusivement
usage de l'eau distillée. La compagnie de débarque-
ment est restée seulement trois jours en garnison à
Quang-Binh-Dinh, faisant usage de l'eau des puits ;
aussitôt, 10 hommes sur 34 ont été atteint de dysenterie. Même réflexion pour les hommes qui ont séjourné à terre à Tourane. » — Même observation de
M. Dounon (1), à Saïgon : « Les commandants du
stationnaire qui reçoivent de chaque transport plusieurs barils d'eau de France et qui s'en servent exclusivement pour leur boisson sont certainement épar-
gnés, ainsi que les officiers supérieurs qui sont à leur
table ; je n'ai jamais ouï dire qu'aucun d'eux eût été
atteint par l'affection endémique. »

En conséquence, toutes les précautions hygiéniques que nous avons énumérées plus haut pour sté-
riliser l'eau du pays, précipitation, alunage, ébullition, etc., devront être mises en pratique, aussi bien
pour se préserver de la dysenterie que du paludisme
et des parasites intestinaux. Dounon avait déjà,
d'ailleurs, insisté sur l'importance de l'ébullition de
l'eau dans la prophylaxie de la diarrhée de Cochinchine.

Mieux vaudrait même, pour les Européens, s'abs-
tenir complètement de ces eaux dans l'alimentation
et recourir exclusivement pour la boisson aux eaux
minérales importées, à l'eau de pluie ou à l'eau distillée. Il est en, effet, à remarquer que les stations du

____

(1) DOUNON, *Étiologie et pathogénie de la diarrhée de Cochinchine;*
Toulon, 1877, p. 383.

littoral de la mer Rouge, où les habitants boivent exclusivement de l'eau distillée, comme Obock et Aden, sont indemnes de dysenterie et de diarrhée chronique (1).

Quant à la *contagion*, c'est une question très discutée, de savoir si elle est susceptible de propager la diarrhée de Cochinchine. Certains auteurs même, partisans de l'identité de la dysenterie et de la diarrhée chronique et qui ne répugnent pas à admettre la contagiosité de certaines dysenteries, comme MM. Bertrand et Fontan, estiment que la contamination n'est plus possible quand la maladie est devenue chronique.

Cela se peut et l'on pourrait en pathologie trouver des exemples analogues, ainsi pour la blennorrhagie. Cependant il ne faut pas oublier que des faits non douteux de contagion ont été rapportés, même dans nos climats, dans des dysenteries relativement bénignes et que rien ne s'oppose, en l'état actuel de nos connaissances, à admettre non seulement la multiplication, mais même la revivification des germes en dehors de l'organisme dans certaines conditions, par exemple à bord des transports et des navires, où l'espace est relativement étroit, la ventilation difficile et la température élevée.

(1) On attribue à l'usage excessif de la glace et des boissons glacées qui se fait en extrême Orient, et particulièrement à Saïgon, une grande influence dans l'étiologie de la diarrhée de Cochinchine. Ce qui se passe à Aden et à Obock, où l'on consomme autant de glace, mais où la glace est fabriquée avec de l'eau distillée, démontre que la glace n'y est pour rien, mais que c'est l'eau avec laquelle on fait la glace qui est à incriminer.

En conséquence, la plupart des auteurs s'accordent à prescrire la désinfection des navires ayant servi au transport des malades atteints de diarrhée de Cochinchine.

Nous pensons que, dans les pays chauds, où les germes trouvent des conditions favorables à leur développement, on devra encore ajouter à cette mesure prophylactique l'isolement des malades dans des pavillons spéciaux et, pour ceux qui ne pourront être isolés, la désinfection des selles et surtout l'isolement et la désinfection des linges souillés par les déjections.

II. — TRAITEMENT HYGIÉNIQUE.

Il y a peu de chose à dire du traitement hygiénique de la diarrhée de Cochinchine, si dans ce traitement on ne comprend pas le régime alimentaire. Mais ce régime, faisant la partie la plus importante de la thérapeutique, sera étudié dans le chapitre suivant à propos du traitement de la diarrhée confirmée, avec d'autant plus de raison que le lait, qui, comme on le verra, constitue la base de ce régime, est beaucoup plus un médicament qu'un aliment dans cette maladie.

Toutefois, il est toute une période de l'histoire clinique de la diarrhée chronique — période qui peut manquer à la vérité, quand la diarrhée succède à une dysenterie aiguë, — durant laquelle le malade, sans s'émacier encore, est en proie à une diarrhée ou à des diarrhées rebelles, variables de caractère et de durée, mais prémonitoires et préparant le terrain à la diarrhée chronique. C'est ce que nous avons appelé la période de début de la maladie.

Dans cette période, de simples mesures hygiéniques jointes au traitement banal de la diarrhée ou même appliquées isolément peuvent facilement, en quelques jours ou en quelques semaines, venir à bout d'une affection dont, à la période ultérieure, il faudra des mois et des années de thérapeutique rigoureuse pour triompher. ,

En effet, il est une mesure hygiénique d'une efficacité toute puissante à cette période prédysentérique : c'est le *rapatriement*.

Si actuellement un si grand nombre de nos soldats paient un lourd tribut à la diarrhée de Cochinchine, c'est non seulement parce que l'administration française, économe de frais de transport, hésite à rapatrier des soldats après quelques mois de séjour aux colonies, alors qu'ils ne sont atteints que d'une diarrhée peu gênante, mais aussi parce que les médecins français ne sont pas suffisamment pénétrés de ce principe qu'il faut soustraire dans le plus bref délai le malade à l'influence endémique, dès que l'endémicité a commencé à se traduire par des accidents pathologiques.

Les Anglais, si on en croit M. Roux (1), qui a pu

____

(1) F. Roux, *loc. cit.*, t. II, p 185.

observer leurs institutions militaires dans l'Inde, convaincus de l'importance de cette précaution, comptent beaucoup moins de diarrhées incurables que nous, grâce au rapatriement rapide. Cela se comprend d'ailleurs si l'on songe au rôle que joue l'imprégnation paludéenne dans la préparation de l'intestin à la diarrhée de Cochinchine. Plus prolongé est le séjour dans une localité palustre, plus complète est cette imprégnation, plus profonde, par conséquent, est la congestion viscérale grâce à laquelle s'installe la diarrhée chronique.

Déjà les atteintes fréquentes de diarrhée, la diarrhée habituelle, ce qu'on a appelé « le dévoiement matutinal des pays chauds » (d'Ormay) ou, à un degré plus élevé, la diarrhée rebelle, permanente, qui se caractérise par des selles liquides après chaque repas, après une fatigue ou un refroidissement léger, indiquent une atteinte sérieuse de l'intestin. Le malade ne s'amaigrit pas encore, il est vrai, mais bientôt il entrera dans la période des lésions définitives. Aussi, nous le répétons, dès qu'une diarrhée persiste au delà de quelques semaines, si elle ne disparaît pas sous l'influence du traitement ordinaire, ou si, après avoir disparu, elle récidive immédiatement, il n'y a pas à hésiter : il faut évacuer le malade et le transporter dans une région indemne de paludisme.

Dès qu'il sera soustrait à cette intoxication progressive sous l'influence de laquelle son intestin se transformait en milieu de culture favorable pour les agents de la dysenterie, le malade verra sa diarrhée se dissiper, et cela d'autant plus rapidement que le rapatriement aura été plus hâtif. Aussi n'est-il pas rare de voir des diarrhées de plusieurs semaines et de plusieurs mois d'existence disparaître spontanément pendant le cours du rapatriement, sans que le malade ait été soumis à aucun traitement.

Ce sont ces faits précisément, dans lesquels on a confondu la diarrhée palustre rebelle avec la diarrhée de Cochinchine, qui ont malheureusement accrédité la croyance que la diarrhée des pays chauds est un accident de faible importance, qui guérit spontanément dès qu'on quitte son berceau d'origine. C'est pourquoi on voit nombre d'Européens en Cochinchine, non seulement négliger tout traitement de leur diarrhée, mais encore refuser d'être rapatriés, lorsque cette mesure leur est conseillée, et en arriver ainsi, par une obstination fatale, à la période des lésions incurables.

C'est, en conséquence, au médecin qu'il appartient d'intervenir, auprès du malade d'abord, puis auprès de l'autorité militaire ou civile, pour représenter les dangers auxquels, dans la diarrhée rebelle, expose la temporisation et, au besoin, pour soustraire les malades, en vertu de son autorité, à l'endémicité du milieu. A ce point de vue, le médecin doit se pénétrer de la même maxime que le chirurgien dans un cas d'étranglement : tout retard est un danger pour le malade, tout abandon un crime.

Cependant, les difficultés pratiques du rapatriement

des contingents européens ont conduit, principalement dans les colonies anglaises, à adopter la création d'établissements qui, bien que situés en pays chauds, doivent réunir les avantages principaux des climats tempérés et permettre, en conséquence, de retarder le rapatriement. Ces établissements, quoique construits dans des conditions identiques, ont été conçus dans deux buts différents et ont reçu, en conséquence les dénominations différentes de *sanatoria* et de *sanitoria*.

Les sanatoria sont destinés à recevoir les individus simplement anémiés ou fatigués, en état d'imminence morbide et à leur permettre, sous l'influence du repos et d'une bonne hygiène, de recouvrer de nouvelles forces, d'accroître leur résistance aux causes de maladie.

Les sanitoria, au contraire, sont des hôpitaux de convalescents ; ils sont destinés à compléter et à achever le rétablissement des malades après le traitement à l'hôpital. Leur destination est, comme on le voit, bien différente des précédents, car, en réalité, ils ont la prétention de suppléer au rapatriement.

Ces établissements sont, en général, situés dans des localités salubres, largement ventilées et relativement fraîches, telles que des îles, des promontoires, ou, à l'intérieur, des stations d'une certaine altitude, dans la zone montagneuse ou au confluent des cours d'eau. Les individus anémiés ou fatigués peuvent y récupérer rapidement des forces, et, à ce point de vue, comme sanatoria, ils rendent de grands services.

Mais ce serait une erreur dangereuse de croire que, pour des convalescents de maladies endémiques, en particulier pour des impaludés atteints de diarrhée rebelle, l'évacuation sur un sanitorium puisse efficacement suppléer le rapatriement.

MM. Le Roy de Méricourt et Corre (1), Bertrand et Fontan (2) ont insisté sur les dangers que peut faire courir au malade cette prolongation de séjour dans la zone climatérique où la maladie a été contractée. En effet, quelle que soit la salubrité relative du sanitorium, le diarrhéique n'y échappe point complètement à l'influence nocive du paludisme : l'état congestif de l'intestin, grâce auquel se constituent les lésions glandulaires, ne s'y dissipe point; et si, sous l'influence passagère du repos et de la bonne hygiène, la diarrhée vient à disparaître, c'est pour se rétablir aussitôt que le convalescent aura repris son genre de vie habituel. D'autre part, des aggravations redoutables de la diarrhée ont été signalées par certains observateurs (Van den Burg) (3) dans ces stations sanitaires, en particulier dans les stations montagneuses, sous l'influence des variations nocturnes de la température.

On peut dire, en conséquence, que si l'évacuation des anémiques sur les sanatoria est une excellente mesure préventive, il n'en est plus de même de l'éva-

<hr>

(1) Le Roy de Méricourt et Corre, *Archives de médecine navale*, 1884, p. 11.

(2) Bertrand et Fontan, *loc. cit.*, t. XLVI, p. 453.

(3) Van den Burg, *Indische Spruw. Médic. Reports*, 1880.

cuation des diarrhéiques et des convalescents —
c'est-à-dire des malades — sur les sanitoria. En
aucun cas, ceux-ci n'assurent une guérison définitive, que seule la soustraction du malade à l'influence
endémique, c'est-à-dire le *rapatriement*, pourra amener. De là, l'urgence du rapatriement à bref délai de
tout individu atteint de diarrhée chronique et même
de diarrhée rebelle.

Toutefois, l'extrême susceptibilité des diarrhéiques
à l'égard des variations de température oblige d'en-
tourer ce rapatriement de certaines précautions.
Ainsi, on veillera à ce que les malades n'arrivent pas
dans leurs foyers pendant la saison froide, quitte à
leur imposer un séjour d'attente d'une certaine durée
dans quelqu'une des stations salubres de la région
prétropicale (Égypte, Algérie, stations méditerra-
néennes, etc.).

D'autre part, on devra apporter le plus grand soin
à la manière de vêtir le malade, de façon à lui créer
par ses vêtements une atmosphère artificielle chaude
et constante. Les vêtements de laine remplissent
cette condition ; aussi, tout diarrhéique rapatrié des
pays chauds doit-il être pourvu d'une vareuse, d'un
pantalon, d'une chemise et d'une ceinture de flanelle,
au besoin même de bas de laine.

La traversée elle-même sera entourée de toutes les
précautions d'usage pour atténuer les effets d'une
trop brusque transition climatérique. Enfin, au retour
dans ses foyers, on recommandera au malade une
extrême prudence dans le choix de son alimentation ;

car, comme Antoine l'a déjà signalé, la plupart des
rapatriés éprouvent une amélioration si marquée
pendant le trajet que souvent, au moment du débar-
quement, ils se croient déjà guéris ; ils en profitent
alors, s'ils ne sont avertis, pour commettre des excès,
que presque toujours ils paient d'une rechute ou
d'une aggravation de maladie.

III. — Traitement médical.

Quand la maladie est parvenue à sa période d'état,
c'est-à-dire à partir du moment où apparaissent les
symptômes de dénutrition et d'intoxication, le malade
doit être soumis à une thérapeutique à la fois active
et sévère.

On se rappelle, en effet, que les lésions anatomiques
à cette période consistent en l'étouffement, la destruction et l'élimination progressive des éléments
glandulaires de la muqueuse intestinale, que, par
conséquent, ce processus aboutit à des altérations
incurables. De ce fait découle la nécessité non seulement de commencer le traitement le plus tôt possible, mais encore de l'appliquer et de le poursuivre
avec une rigueur extrême. Tout retard, toute négli-
gence de la part du malade, toute concession de la
part du médecin, augmentent les chances d'incura-
bilité de la maladie.

En conséquence, la *première indication* à remplir
est : de soustraire sans retard le malade à l'influence
du milieu endémique dans lequel il a contracté son

affection et aux autres causes de congestion intestinale, quelles qu'elles soient, qui ont préparé la maladie ou qui en favorisent l'évolution (paludisme, parasites, refroidissements, etc.).

La *seconde indication*, puisque nous admettons que la diarrhée chronique résulte, comme la dysenterie, de la pénétration et de la multiplication dans l'organisme d'un germe pathogène, est de débarrasser le tube digestif de cet agent et d'agir localement, si faire se peut, sur la muqueuse, pour hâter la guérison et la réparation des lésions existantes.

Mais d'autres indications nous sont fournies encore par les phénomènes que nous avons observés sur les malades dans la période d'état. Ce sont :

Troisième indication. — De s'opposer à l'auto-intoxication qui résulte de la résorption des produits septiques intestinaux.

Quatrième indication. — De s'opposer à la dénutrition et d'alimenter le malade assez longtemps pour que les altérations intestinales aient le temps de se réparer.

Enfin, comme dans toutes les maladies, il existe un *traitement des complications.*

Tel nous paraît être le programme à suivre dans l'étude du traitement de la diarrhée chronique.

Nous avons déjà, à propos du traitement prophylactique et hygiénique, suffisamment insisté sur la nécessité de la première indication, pour n'avoir pas besoin d'y revenir davantage.

La seconde question est celle du traitement topique et antiseptique de la diarrhée chronique.

(*a*) **Médication topique.** — L'idée d'agir localement sur la muqueuse intestinale pour en modifier la vitalité devait être une des premières qui se présenteraient à l'esprit des médecins. Aussi, tous les médicaments, végétaux ou minéraux, toutes les médications, antiphlogistique, astringente, irritante, absorbante, purgative, vomitive, etc., ont-ils été essayés, prônés et abandonnés tour à tour, car, en réalité, aucun de ces agents médicamenteux, aucune de ces méthodes thérapeutiques, n'a de valeur spécifique. Aussi n'en parlerons-nous que brièvement.

Les *vomitifs* sont très mal tolérés par les malades affaiblis et, l'ipéca lui-même, administré par la méthode brésilienne, ne donne pas, dans la diarrhée chronique, les heureux résultats qu'on en obtient dans la dysenterie.

Il en est de même des *purgatifs*. Seuls, quelques purgatifs salins peuvent être indiqués dans la convalescence de la maladie.

La *médication antiphlogistique* ne donne aucun résultat ; mais, comme elle a l'avantage de ne point irriter l'intestin, elle est souvent employée sous forme de tisanes (riz gommé, orge, etc.).

La *médication absorbante* a pour représentant principal le sous-nitrate de bismuth ou, ce qui vaut mieux, depuis quelques années, le salicylate de bismuth, qui joint à ses propriétés absorbantes une certaine valeur antiseptique.

Il n'est pas douteux que l'abus de ce médicament

ne puisse avoir de graves inconvénients. Kocher (de Berne) et Israel (1) ont signalé de véritables empoisonnements, des accidents de néphrite, de stomatite et d'entérite à la suite de l'emploi chirurgical du sous-nitrate ; Lussana l'a même accusé de provoquer le scorbut. Mais, d'un autre côté, Kocher a mis en évidence son action désinfectante. En outre, en tapissant d'une sorte de couche isolante la paroi intestinale, le bismuth diminue l'irritation produite par le contact des aliments, il agit comme un médicament plâtreux ; enfin et surtout il a l'avantage d'augmenter la consistance du contenu de l'intestin et de s'opposer ainsi, dans une certaine mesure, à la résorption des produits septiques que favorise la diarrhée.

On trouvera donc dans le bismuth, un auxiliaire utile du traitement de la diarrhée chronique, en particulier lorsque la diarrhée est abondante ou pendant les poussées aiguës qui surviennent si fréquemment au cours de la maladie. On pourra alors prescrire sans danger une dose quotidienne de 2 à 3 grammes de salicylate de bismuth. Mais si l'emploi de ce médicament devait être prolongé pendant longtemps ou si l'on jugeait utile d'en élever la dose, il vaudrait mieux recourir alors à un autre absorbant plus inoffensif, au phosphate de chaux ou au charbon.

La *médication astringente* ne compte plus aujourd'hui que très peu de partisans. Roux estime qu'elle

(1) Discussion sur la communication de RIEDEL : *Ueber die Resultate des Wismuthbehandlung.* XII° Congrès des chirurgiens allemands, 1883.

n'est d'aucune utilité ; Bertrand et Fontan la condamnent formellement dès qu'il existe une tendance à l'acuité dans la marche, en particulier lorsque la langue est rouge et dépouillée. Le ratanhia, le cachou, le tannin, l'acide gallique, l'infusion de roses (Alexeewsky) et divers extraits ont été cependant successivement préconisés.

Certains auteurs, par analogie avec ce qu'on observe dans la dysenterie, ont eu recours à la *médication substitutive* à l'aide de lavements, soit de teinture d'iode, soit de nitrate d'argent (Delioux). Mais, tandis que dans la dysenterie les lésions sont, sinon localisées, du moins prédominent à la partie inférieure du tube digestif, ce qui explique le succès de la cautérisation, elles occupent, dans la diarrhée de Cochinchine toute la longueur de la muqueuse intestinale. Aussi, les résultats de cette thérapeutique ont-ils été peu encourageants.

Les lavements cependant, outre leur action modificatrice sur le segment terminal de la muqueuse, ont l'avantage de permettre le nettoyage facile du gros intestin ; à ce point de vue, ils peuvent contribuer pour une bonne part à l'antisepsie intestinale et ne doivent pas être rejetés de la thérapeutique de la diarrhée chronique. Nous reviendrons plus loin sur cette question.

La *médication analgésique* enfin a eu, dans ces dernières années, de nombreux partisans, grâce à l'introduction dans la thérapeutique d'un médicament d'origine anglaise, la chlorodyne.

Mais la chlorodyne, mélange de chloroforme, d'éther, de morphine et de diverses huiles essentielles, est un médicament complexe qui agit peut-être plus par ses propriétés antiseptiques que par une action spéciale sur l'intestin. Quoi qu'il en soit, c'est un calmant puissant qui peut se trouver passagèrement indiqué, au même titre que l'opium ou la belladone, dans les formes douloureuses ou dans les paroxysmes aigus de la diarrhée. Mais, quant à l'usage thérapeutique, si les opiaciés réussissent admirablement dans les formes aiguës de la diarrhée des pays chauds et dans les poussées bilieuses du début de la diarrhée de Cochinchine, il n'en est plus de même dans la diarrhée chronique confirmée. C'est, du reste, une observation qui a été faite de tous temps à propos de la dysenterie. Les opiacés ou la chlorodyne peuvent, en effet, amener par paralysie de l'intestin une suspension de la diarrhée et même de la constipation ; mais ces périodes de répit sont suivies de débâcles prodigieuses qui aggravent la maladie.

La seule médication topique qui semble jusqu'à ce jour avoir donné de bons résultats est, en réalité, la *médication hydro-minérale*. Il est probable que les facteurs de son action sont complexes et que cette médication agit à la fois par l'action topique de ses sels minéraux, par ses propriétés diurétiques, par son action reconstituante générale et par les modifications collatérales du régime et de l'hygiène qu'elle entraîne.

Quoi qu'il en soit, certaines sources chloruréesbicarbonatées ou chlorurées-arsénicales se montrent d'une efficacité remarquable dans le traitement de la diarrhée chronique, telles celles de Pougues, de Foncirgue, de Rieumajou, etc. Après elles viennent les eaux bicarbonatées-ferrugineuses, telles que Bussang et Orezza.

(*b*) **Médication antiseptique.** — La médication antiseptique répond à la fois à la deuxième et à la troisième des indications que nous avons posées pour le traitement de la diarrhée de Cochinchine ; détruire les agents pathogènes qui peuvent se trouver dans le tube digestif et s'opposer, par la désinfection du contenu intestinal, à l'auto-intoxication.

Depuis longtemps déjà, avant même que la doctrine parasitaire ne fût née, cette médication était employée empyriquement et avec succès sur les seuls résultats de l'observation clinique. « Il y a longtemps, dit M. Bouchard (1), qu'on fait de l'antisepsie sans le savoir, comme M. Jourdain faisait de la prose. »

C'est ainsi qu'Annesley et Segond avaient reconnu et signalé les admirables propriétés du calomel dans le traitement de la dysenterie aiguë ou chronique ; c'est ainsi que Boudin et Haspel préconisaient l'arsenic ; que d'autres enfin avaient recours au sulfate de quinine (2), car le sulfate de quinine dans la diarrhée chronique n'agit qu'à titre d'antiseptique.

Plus tard, quand la découverte de l'anguillule ster-

----

(1) BOUCHARD, *Leçons sur les auto-intoxications*, 1887, p. 104.

(2) J. SIMON, *Société médicale des hôpitaux*, 26 mars 1869 ; et MARSH, *Therap. gaz.*, 15 mai 1886.

corale eut amené un autre courant de recherches, c'est
aux agents parasiticides, aux anthelminthiques qu'on
eut recours. Dounon admit que la chlorodyne n'agissait qu'en tuant ou en anesthésiant les parasites ;
Normand employa dans ce but l'oxyde de zinc,
Larrive l'eau oxygénée ; on alla jusqu'à préconiser la
créosote (Spinks) et la santonine (Laveran).

Mais ce ne fut que lorsque des études bactériologiques plus précises eurent démontré le rôle considérable joué dans certaines affections, en particulier
dans la fièvre typhoïde, par la septicémie intestinale,
qu'on songea à désinfecter méthodiquement le tube
digestif autant pour le débarrasser des bactéries
pathogènes qu'il peut renfermer, que pour prévenir
la résorption des produits septiques engendrés par
ces bactéries.

Les premières recherches de ce genre furent faites à
l'aide des sulfites par Semmola et Pauli, du sulfure de
carbone par M. Dujardin-Beaumetz, du salicylate de
bismuth et de l'iodoforme par Vulpian et de la naphtaline par Rossbach. Mais c'est à M. Bouchard que l'on
doit d'avoir formulé d'une façon définitive, réglementé
et vulgarisé cette thérapeutique (1). Il expérimenta à
ce point de vue une foule d'antiseptiques divers, le
charbon, la créosote, les préparations mercurielles,
le salicylate de bismuth, l'iodoforme, la naphtaline,
etc., en prenant comme témoin de la valeur désin-

____

(1) BOUCHARD, Comm. au Congrès international de Copenhague.
Leçons sur les auto-intoxications, 1887. *Thérapeutique des maladies infectieuses*, 1889.

fectante la toxicité de l'urine, et, en définitive, il s'est arrêté aujourd'hui à l'emploi du salicylate de bismuth combiné avec le naphtol ou le salol.

M. Bouchard considère justement ce mode de traitement comme indispensable dans la dysenterie et dans toutes les affections qui s'accompagnent d'ulcérations intestinales, et il le formule de la sorte :

<pre>
Naphtol ? finement pulvérisé ...... 15 grammes.
Salicylate de bismuth 7gr,50
</pre>

« Mêlez et divisez en 30 paquets, dont on administre 3 à 12 par 24 heures (1). »

Au bout de quelques jours de ce traitement, non seulement les matières fécales perdent toute odeur, mais encore les putréfactions du tube digestif sont totalement arrêtées.

Du reste, bien d'autres antiseptiques ont été préconisés dans le traitement de la diarrhée chronique, en particulier la résorcine (2).

Mais l'administration des antiseptiques par la voie buccale ne suffit pas pour assurer complètement la désinfection du contenu de l'intestin parce que la bouche est une porte toujours ouverte à l'infection et que la salive est, comme on le sait, un véritable réservoir de germes putrides ou septiques. En conséquence, au traitement que nous avons indiqué de la diarrhée chronique, il faudra ajouter la désinfection quotidienne de la cavité buccale.

(1) BOUCHARD, *Thérapeutique des maladies infectieuses*, p. 281 et 294.
(2) BOGORICHE, *Revue des cours scientifiques*, 1885, p. 493.

Cette désinfection se fera tous les matins par un fort
nettoyage des gencives à l'aide d'une brosse à dents
imbibée d'eau boriquée et d'un mélange de charbon
et de salol ; mais, en outre, il sera bon de faire, après
chaque repas, un rinçage de la bouche avec une
solution boriquée à 3 0/0, ou même avec une solution
de sublimé à 1 0/00, suivie d'un lavage à l'eau bouillie.

Enfin, pour compléter la désinfection, on aura
recours aux lavements. Déjà Messemer (1) avait
signalé les heureux résultats que l'on obtient dans le
traitement de la diarrhée chronique par le simple
lavage du gros intestin ; après chaque garde-robe, il
injectait à plusieurs reprises de grandes quantités
d'eau par le rectum. L'amélioration qu'il obtenait
n'était due probablement qu'à la diminution de sep-
ticité du contenu intestinal, et non, comme il le
pensait, à l'action thérapeutique de l'eau froide ;
mais cette action est réelle.

Ce procédé a du reste été employé par de nombreux
expérimentateurs, et les médecins italiens ont même
songé, en employant une certaine pression et à
l'aide d'un appareil spécial, l'*enteroclysme*, à faire
pénétrer des liquides au delà de la valvule de Bauhin
et à désinfecter de la sorte, non seulement le gros
intestin, mais même l'intestin grêle. Les résultats
obtenus, en particulier dans le traitement de la fièvre
typhoïde, n'ont toutefois pas répondu au but pour-
suivi. Il semble d'ailleurs à redouter que le liquide

(1) MESSEMER, *Americ. Journ. of med. sc.*, 1878.

sous pression, au lieu de forcer la valvule, ne détermine des lésions graves, surtout sur un intestin déjà
altéré.

Quoi qu'il en soit, la désinfection du gros intestin
par le rectum est un adjuvant précieux pour l'antisepsie ; dans la fièvre typhoïde, du reste, dont le
traitement offre de nombreuses analogies avec celui
de la diarrhée chronique, on sait que les lavements
phéniqués, tout en étant dangereux à cause de la
toxicité de l'agent employé, rendent d'importants
services. — Pour la diarrhée de Cochinchine, Bérenger-Féraud conseille les lavements au permanga-
nate de potasse à 2 0/00 ; Féris (1) a employé avec
succès l'acide salicylique et l'acide borique ; de
Champeaux (2) enfin, l'eau sulfo-carbonée.

Tous ces moyens sont excellents ; cependant, la
meilleure formule paraît être celle de Féris, 2^{gr},50
d'acide borique pour 250 grammes d'eau, deux fois
en vingt-quatre heures, parce que l'acide borique joint
à une innocuité absolue un pouvoir antiseptique réel.

En résumé, l'antisepsie intestinale dans le traitement
de la diarrhée de Cochinchine comporte trois ordres
d'opérations :

1° L'antisepsie buccale à l'aide de l'acide borique ;

2° L'antisepsie gastro-intestinale à l'aide du naphtol ou du salol ;

3° L'antisepsie rectale à l'aide de l'acide borique.

(c) **Médication générale.** — La médication géné-

(1) B. FÉRIS, *Archives de médecine navale*, 1885, p. 394.
(2) DE CHAMPEAUX, *Archives de médecine navale*, 1885, décembre.

rale offre peu de ressources dans la diarrhée de Cochinchine parce que, dans la période d'état de la maladie, alors que des lésions définitives sont constituées, la notion étiologique n'a plus aucune importance.

Il semblerait rationnel, en effet, *à priori*, si l'on accepte l'étiologie paludéenne de l'affection, de prescrire aux malades le médicament spécifique du paludisme, la quinine. Mais, en réalité, la quinine ne saurait pas plus régénérer les éléments glandulaires détruits de la muqueuse intestinale que, dans la syphilis tertiaire, le mercure ne pourrait restituer son parenchyme au foie cirrhosé.

En revanche, il est un médicament qui, dans la diarrhée chronique, de même que dans la syphilis tertiaire et dans toutes les affections qui se caractérisent anatomiquement par une hyperplasie conjonctive abondante, peut rendre de grands services, c'est l'iodure de potassium.

L'iodure, en effet, administré dans du lait, à la dose quotidienne de $0^{gr},50$ à 1 gramme, ralentit le processus hyperplasique de la muqueuse et favorise la résorption des éléments embryonnaires qui étranglent les culs-de-sac grandulaires. Malheureusement, il n'est pas toujours toléré par l'estomac des diarrhéiques, auquel cas il est bon de lui substituer l'arsenic, de préférence l'arséniate de soude.

Le mode d'action thérapeutique des arsénicaux dans la diarrhée chronique n'est autre, quoique sous une forme atténuée, que celui de l'iodure de potassium ; ils agissent comme altérants en troublant l'évolution embryonnaire et en facilitant la résorption des exsudats plastiques interstitiels. C'est à ce titre, du reste, qu'ils donnent également de bons résultats dans le paludisme chronique, quand la rate et le foie ont subi l'hyperplasie conjonctive. C'est pourquoi ils se trouvent doublement indiqués dans la thérapeutique de la diarrhée de Cochinchine.

(*d*) **Régime alimentaire.** — Le régime alimentaire est la partie la plus importante du traitement de la diarrhée chronique. Il a pour but de satisfaire à la dernière des indications thérapeutiques que nous avons formulées au début de ce chapitre, c'est-à-dire de s'opposer à la dénutrition et d'alimenter le malade assez longtemps pour que les altérations intestinales aient le temps de se réparer.

Mais ce but si simple rencontre un double écueil dans sa réalisation.

Le premier est constitué par l'état inflammatoire de la muqueuse intestinale qui, sans être comparable à une surface cruentée ou à la surface interne de l'utérus après l'accouchement, présente de larges surfaces dépourvues d'épithélium et en voie de prolifération embryonnaire, à la manière des vieux ulcères. Or, le simple contact des aliments, surtout des aliments solides, dont la digestion exige l'intervention mécanique des contractions de la tunique musculeuse, provoque sur cette paroi enflammée une irritation vive, qui en active la prolifération. Cette irritation se traduit d'ailleurs objectivement chez les malades, à chaque tentative d'alimentation solide, par l'apparition d'un peu de sang dans les garde-robes.

Le second écueil est constitué par l'insuffisance des sucs intestinaux et par la diminution de leur énergie digestive, consécutives à l'altération et à la destruction des divers appareils glandulaires du tube digestif. La preuve de cette insuffisance est fournie par l'examen microscopique des selles, dans lesquelles on rencontre, même lorsqu'il s'agit d'aliments liquides et facilement assimilables, comme le lait, des grumeaux de caséine intacte et de nombreux globules graisseux.

En conséquence, deux principes s'imposent pour l'alimentation des diarrhéiques :

1° Donner des aliments aussi peu irritants que possible et dont la digestion puisse se faire sans l'intervention de la contraction musculaire, de préférence des aliments déjà très divisés, à l'état pulvérulent ou à l'état liquide ;

2° Donner des aliments prêts pour l'absorption.

La première de ces deux indications exclut déjà l'usage, préconisé par quelques médecins, de la viande crue hachée, dont la digestion exige un certain travail mécanique des parois intestinales. La seconde exclut les poudres de viande qui, pour être digérées, demandent l'intégrité parfaite des sucs digestifs et, chez les diarrhéiques, jouent souvent le rôle de « véritable corps étranger » (Roux).

Mais un aliment semble se prêter admirablement

à cette double indication : c'est le *lait*, qui, « de l'avis de tous les auteurs, doit constituer la nourriture exclusive dans la diarrhée chronique. »

Les règles de la diète lactée ont été exposées dans de trop nombreux ouvrages (1), pour que nous les reproduisions ici. La valeur thérapeutique de ce régime n'est d'ailleurs pas contestable. Maurel (2) en a donné la preuve en faisant voir qu'avec une dose quotidienne de 3 litres de lait par jour, le poids des diarrhéiques, au lieu de s'abaisser, se relève d'une façon régulière.

Exposons en quelques mots le mode d'action de ce régime. Le lait, dans la diète lactée exclusive, de laquelle il s'agit ici, se comporte à la fois comme un aliment et comme un médicament.

Comme aliment, il renferme des principes albuminoïdes gras et sucrés et des sels en quantité suffisante pour assurer à lui seul la nutrition du malade.

Comme médicament, grâce à l'énorme quantité d'eau qu'il renferme, 90 0/0 environ, il agit d'abord à la façon d'un diurétique puissant ; il fait une sorte de lavage du sang qui facilite l'élimination des poisons absorbés par le tube digestif, et, de plus, en faisant uriner, il constipe, par conséquent combat la

---

(1) FLEURY, Traitement de la dysenterie chronique (*Arch. de méd. navale*, 1871). BARRET, *id.* (*Arch. de Méd. navale*, 1873). BERTRAND et FONTAN, *loc. cit.* DUJARDIN-BEAUMETZ, *Leçons de clinique thérapeutique et hygiène alimentaire.* En outre, les thèses de BIZIEN, HODOUL, CLAVEL, etc.

(2) MAUREL, Du traitement de la diarrhée et de la dysenterie chroniques (*Bull. de thérapeutique*, 1881, t. C, p. 199).

diarrhée. Mais il a encore une dernière action, d'une importance capitale, dans le tube digestif : c'est, grâce à l'acide lactique produit par le dédoublement du sucre de lait, d'augmenter l'acidité intestinale et, par conséquent, de s'opposer dans une large mesure aux fermentations et aux putréfactions intestinales, à l'auto-infection. A ces divers points de vue, la diète lactée rend donc d'inappréciables services.

Cependant il est peu de malades, en réalité, qui puissent bénéficier de ces avantages. Les énormes quantités de lait qu'il faut absorber à l'exclusion de tout autre aliment — 3 litres au moins — ne tardent pas à amener chez les patients un dégoût profond que bien peu ont l'énergie de surmonter et qui, d'ailleurs, se traduit souvent par des vomissements.

Les artifices auxquels on a eu recours pour triompher de cette répugnance, lait froid, lait bouilli, lait glacé, lait mélangé d'eau de chaux, d'eau de Vichy, etc., sont eux-mêmes demeurés infructueux. En outre, la digestion du lait, comme celle de tous les aliments complets, exige l'intervention de tous les liquides digestifs ; il faut donc que l'intestin renferme ces liquides en quantité et en qualité suffisantes, ce qui n'est le cas, pour les diarrhéiques, qu'au début de leur maladie.

On a dit, il est vrai, que le lait est un aliment merveilleux, d'une digestibilité toujours parfaite, parce que, si l'estomac du malade manque d'acide chlorhydrique, le lait fournit un acide, l'acide lactique, par la décomposition de son glycose, acide qui précipite la caséine et la rend attaquable par la pepsine ; que si, au contraire, l'estomac renferme un excès d'acide chlorhydrique, la précipitation de la caséine englobe cet excès d'acide et en atténue les inconvénients (Ch. Richet, Dujardin-Beaumetz).

Mais, dans la diarrhée chronique, il n'y a pas seulement diminution relative, il y a diminution absolue des sucs digestifs ; ce n'est pas seulement l'acide chlorhydrique, c'est aussi la pepsine qui manque. Rien ne sert, en conséquence, que la caséine soit précipitée si elle n'est pas attaquée et dissoute par la pepsine. Le lait n'est donc pas, quoi qu'on en dise, un aliment de digestion si facile. Beaucoup de malades, même dans les affections fébriles aiguës et dans les cachexies, ne le digèrent pas ; à plus forte raison, beaucoup de diarrhéiques.

La meilleure preuve qu'on en puisse donner est l'examen des selles, dans lesquelles, dès que la diarrhée est parvenue à une période assez avancée, on retrouve tous les éléments du lait intacts, non digérés.

En conséquence, c'est seulement la minorité des malades, quand la diarrhée est encore peu avancée, quand les sucs digestifs n'ont pas encore perdu leur activité, qui supporte le régime lacté exclusif. Le plus souvent, on doit recourir au *régime mixte*, c'est-à-dire au lait avec œufs, potages, fécules, etc., dans lequel le lait agit exclusivement comme un médicament par ses propriétés diurétiques et par le maintien de l'acidité du contenu intestinal.

Mais qu'il s'agisse du régime lacté exclusif ou du régime mixte ou de tout autre régime alimentaire, l'écueil principal est, comme on le voit, la digestion imparfaite des aliments, résultant de l'insuffisance ou de l'impuissance des liquides digestifs. On a cherché à remédier à ce *desideratum*, soit en faisant absorber au malade des aliments qui ont déjà subi une digestion artificielle et qui, par conséquent, sont prêts pour l'absorption, c'est-à-dire des *peptones*, soit en ajoutant à l'alimentation, déjà mécaniquement divisée, des *ferments digestifs*, tels que pepsine, pancréatine, diastase, acide lactique, chlorhydrique, etc.

C'est le professeur B. Féris (1) qui s'est fait, dans une série de travaux publiés de 1882 à 1885, l'ardent propagateur de cette méthode. Féris a même établi, pour l'alimentation des diarrhéiques, une sorte d'échelle diététique analogue à l'échelle alimentaire proposée par Maurel (2), dont chacun des degrés correspondrait à un degré d'amélioration de la fonction digestive et qui, partant de l'usage exclusif des peptones, aboutirait à l'alimentation ordinaire en passant par l'emploi des ferments digestifs et des aliments facilement transformables.

Nous ne referons pas ici la critique de cette méthode très bien faite déjà par MM. Bertrand et Fontan (3),

(1) B. Féris, Traitement par la peptone de l'entérite chronique des pays chauds (*Arch. de Méd. navale*, octobre 1882 et 1885, t. XLIII, p. 379).

(2) Maurel, *loc. cit.* (*Bull. de thérapeutique*, 1881).

(3) Bertrand et Fontan, *loc. cit.* (*Arch. de Méd. navale*, t. XLVII, p. 59 et 101).

mais nous ferons seulement observer que les résultats ont été loin de répondre aux espérances de Féris. En effet, la digestion des substances alimentaires *in vitro* n'est en rien comparable à la digestion physiologique, et, si la transformation des albuminoïdes par les ferments artificiels (transformation qui paraît consister en une simple hydratation) les solubilise suffisamment pour qu'ils puissent être absorbés, elle semble aussi modifier sensiblement leur valeur alimentaire.

Cela ressort nettement des expériences de MM. Bertrand et Fontan, qui ont démontré « qu'un régime exclusivement constitué par des peptones représente, pour un animal adulte et bien portant, une alimentation insuffisante » ; de telle sorte que la valeur alimentaire des peptones ne serait pas de beaucoup supérieure à celle d'autres aliments depuis longtemps en usage et d'un emploi plus facile, tels que le bouillon concentré, le jus de viande, le lait longuement bouilli (Pinard), etc. En outre, les peptones sont d'une conservation difficile dans les pays chauds et, plus encore que la diète lactée, elles ont l'inconvénient de provoquer, dès les premiers jours de leur emploi, un insurmontable dégoût.

Il n'en est pas heureusement ainsi de l'emploi des ferments digestifs qui constituent des auxiliaires précieux dans le traitement diététique de la diarrhée. En effet, l'adjonction de ces ferments à une alimentation facilement assimilable permet de prescrire aux malades un régime qui s'éloigne très peu de l'alimentation normale, qui, par conséquent, ne provoque

pas de répulsion, est facilement toléré et peut, sans
fatiguer ni irriter le tube digestif, réparer les pertes
quotidiennes.

On a beaucoup discuté pour savoir auquel de ces
ferments il fallait accorder la préférence. Fayrer
s'est servi de l'acide chlorhydrique ; MM. Bonnet et
Geslin, à Saint-Mandrier, se sont bien trouvés de la
pepsine ; M. Bertrand (1) conseille la pancréatine
qui a l'avantage de transformer et de rendre assimilables à la fois les albuminoïdes, les fécules et les
graisses. En réalité, chacun de ces agents a son indication suivant la nature des aliments employés, car,
dans la diarrhée chronique arrivée à sa période d'état,
tous les ferments sont également en déficit. Tout au
plus pourrait-on établir en faveur de la pancréatine
une certaine supériorité parce qu'elle répond à
plusieurs des *desiderata* chimiques de la digestion et
aussi parce que la digestion stomacale est, en général,
moins profondément compromise dans la diarrhée
chronique que la digestion intestinale.

Cependant, les recherches de M. Ch. Richet sur la
digestion et celles plus récentes de M. L. George (2)
ont démontré le rôle prédominant de l'acide chlorhydrique dans les actes complexes de la digestion
physiologique. M. George, en particulier, a fait voir
que cet acide est, non seulement l'agent essentiel,
mais encore le régulateur de la digestion, rôle qui,

(1) BERTRAND, De la pancréatine dans la diarrhée de Cochinchine
(*Arch. de Méd. navale*, 1878).

(2) L. GEORGE, *Revue médicale de l'Est*, 1890.

depuis les expériences de Corvisart, était attribué à la pepsine ; il a prouvé enfin que, quel que soit l'état de l'estomac, il renferme toujours assez de pepsine, mais qu'il n'a pas toujours assez d'acide chlorhydrique.

D'autre part, l'acide chlorhydrique joue, comme nous l'avons dit, dans le maintien de l'acidité du contenu de l'intestin, un rôle capital ; il s'oppose activement à la production des poisons intestinaux et, par suite, à l'auto-infection, qui est une des sources principales du danger de la diarrhée chronique.

De là, par conséquent, l'indication de l'emploi de l'acide chlorhydrique dans l'alimentation des diarrhéiques et non seulement avec l'alimentation normale, mais même avec le régime lacté.

Trousseau (1) avait du reste déjà mis en lumière les heureux résultats de cette thérapeutique dans le traitement de la dyspepsie, et Fayrer les a confirmés dans la diarrhée chronique.

L'emploi du *sucre de lait*, proposé par Talmy (2) dérive du même principe, car le sucre fournit, par son dédoublement dans le tube digestif, de l'acide lactique qui augmente l'acidité du suc gastrique ; ainsi s'expliquent les succès obtenus par le sucre de lait. Mais, comme M. George l'a montré, les acides organiques ne suppléent que d'une façon très imparfaite l'acide chlorhydrique pour la digestion stomacale au contact de la pepsine ; d'autre part, ces acides

---

(1) TROUSSEAU, *Cliniques de l'Hôtel-Dieu*, t. III, p. 62.
(2) TALMY, *De la diarrhée chronique*, Thèse de Paris, 1876.

subissent dans l'intestin des modifications chimiques qui en changent rapidement la réaction, de telle sorte qu'en définitive l'acide chlorhydrique paraît être l'agent le plus sûr et le plus efficace de ceux qui ont été employés comme auxiliaires de la digestion.

On le prescrira à la dose de 3 à 6 gouttes, au commencement de chaque repas, dans un demi-verre d'eau.

RÉSUMÉ. — Si donc maintenant nous résumons la thérapeutique qui nous a paru la plus rationnelle et la plus efficace dans la diarrhée chronique de Cochinchine, nous la formulerons ainsi :

1° Administration quotidienne de $0^{gr},50$ d'iodure de potassium dans du lait, ou de $0^{gr},005$ d'arséniate de soude ;

2° Désinfection buccale à l'aide de lavages boriqués ; désinfection intestinale à l'aide du naphtol ou du salol et du salicylate de bismuth ; désinfection rectale à l'aide des lavements antiseptiques ;

3° Régime lacté mixte avec 3 à 6 gouttes d'acide chlorhydrique avant chaque repas. Eau de Pougues comme boisson.

IV. — TRAITEMENT DE QUELQUES COMPLICATIONS.

Il nous reste maintenant, pour terminer cette étude, à parler du traitement de quelques complications spéciales de la diarrhée de Cochinchine.

Nous n'entendons point ici parler du traitement

des accidents paludéens si communs dans l'évolution de la maladie, ni même du traitement de la dysenterie aiguë ; nous voulons seulement nous borner à celui des intervalles de constipation ou des poussées diarrhéiques aiguës qui si fréquemment modifient la marche et enrayent le traitement de l'entérite chronique.

Les *périodes de constipation* s'observent en général, au début ou au déclin de la maladie, sous l'influence soit du régime, soit de la médication, soit d'un mouvement fébrile. Elles sont dangereuses, parce qu'elles augmentent passagèrement l'irritation intestinale et aboutissent presque toujours à des débâcles qui épuisent le malade et accroissent sa diarrhée. Leur traitement, du reste, n'offre pas de difficulté spéciale.

Indépendamment de la cause à laquelle il faut attribuer l'arrêt des évacuations, cause qu'il faut rechercher et combattre, on rétablira, en effet, les garde-robes à l'aide de lavements émollients ou simplement de lavements d'eau tiède. Quant aux purgatifs, il n'en faut user, comme nous l'avons dit, qu'avec une extrême discrétion et seulement quand l'intestin a récupéré en majeure partie son intégrité ; on pourra alors avoir recours aux purgatifs salins légers, de préférence aux eaux minérales laxatives.

Tout autre est l'importance des *poussées colliquatives*. Elles ont en général pour cause un écart de régime, ou un refroidissement, ou, le plus souvent dans les pays chauds, un rappel de fièvre palustre ; mais parfois aussi on ne peut leur trouver de cause appréciable. Quoi qu'il en soit, leur gravité est telle que souvent elles ont une terminaison fatale. Leur traitement, dans les pays chauds, est essentiellement basé sur l'emploi de la quinine et des opiacés, auxquels on adjoint, comme à l'ordinaire, le sous-nitrate de bismuth, au besoin les cataplasmes chauds sur l'abdomen.

Mais, dans certains cas, on a affaire à des poussées de diarrhée profuse, incoercible, compliquées de vomissements, qui persistent plusieurs jours, qui s'opposent à toute espèce de médication, soit par la voie buccale, soit par la voie rectale et qui, par conséquent, épuisent rapidement le malade.

C'est dans les faits de cet ordre que nous avons eu recours à une médication spéciale, qui s'est, en général, montrée très efficace et de laquelle on pourra, le cas échéant, obtenir les mêmes avantages; nous voulons parler des *injections sous-cutanées de sulfate de magnésie.*

Ces injections ont été inaugurées par Luton, croyons-nous, contre les vomissements incoercibles de la grossesse. Nous les avons essayées contre la diarrhée avec vomissements, et, en réalité, elles se sont montrées un moyen puissant de répression diarrhéique, à tel point que, chez des malades qui avaient plus de vingt selles en vingt-quatre heures, nous sommes arrivé, en trois ou quatre jours, à réduire les selles au chiffre de deux, et même à produire une véritable constipation (Voir l'observation en note, p. 135).

A quoi est due cette action violemment astringente du sulfate de magnésie? Sans doute à la production de ce courant exosmotique admis par Poiseuille, par Rabuteau et par Gübler (1), qui fait que les purgatifs salins, dans le tube digestif, dialysent les liquides organiques du sang vers la cavité intestinale et, par conséquent, purgent, tandis que, dans la circulation, ils dialysent de la cavité intestinale vers le sang et, par conséquent, constipent. A la vérité, cette théorie, combattue par Vulpian, n'a plus guère aujourd'hui de partisans ; mais nous la donnons pour ce qu'elle vaut, et faute d'une meilleure.

Quoi qu'il en soit, nous avons, chez les diarrhéiques, employé le sulfate de magnésie en solution saturée à la dose de 1 centimètre cube, soit une seringue de Pravaz, une ou deux fois par jour. Le sulfate de soude s'est montré beaucoup moins actif. En outre, quand les selles étaient glaireuses ou sanguinolentes, c'est-à-dire quand il existait de la dysenterie aiguë, nous n'avons obtenu de ce traitement aucun résultat favorable.

Les malades supportent ces injections sans aucun phénomène de réaction générale, sans aucun trouble qui puisse en contre-indiquer l'emploi. Beaucoup même, après avoir été soumis à ce traitement et en avoir éprouvé les effets, réclamaient leur injection avec insistance.

(1) GÜBLER, *Commentaires thérapeutiques*, p. 526.

Le seul inconvénient notable de ces injections est la douleur qu'elles provoquent, douleur qui, dans certains cas, oblige d'en suspendre l'usage. C'est pourquoi, immédiatement après l'injection, nous faisions appliquer un cataplasme chaud de farine de graine de lin sur le lieu de la piqûre. Grâce à cette précaution, la douleur est presque nulle et l'on évite toute complication inflammatoire. Il est d'ailleurs possible que l'on obtînt le même résultat en stérilisant la solution magnésienne.

Il est évident que nous ne saurions nous prononcer sur la fidélité, ni sur la valeur thérapeutique de cette méthode. Les circonstances dans lesquelles nous avons été appelé à l'essayer étaient trop précaires, le nombre des cas où nous l'avons expérimentée trop restreint pour que nous ayons pu en faire une étude complète. Ce que nous avons voulu signaler seulement, c'est que l'injection sous-cutanée de sulfate de magnésie constitue un puissant moyen d'action pour refrener la diarrhée, qu'elle nous a rendu au Tonkin de grands services dans le traitement des diarrhées profuses et qu'elle mérite d'appeler l'attention. En tous cas, elle est, dans les exacerbations aiguës de la diarrhée de Cochinchine, en particulier quand celles-ci se compliquent de vomissements qui empêchent l'ingestion des médicaments, d'une utilité semblable à celle des injections sous-cutanées de quinine dans l'accès pernicieux.

TABLE DES MATIÈRES

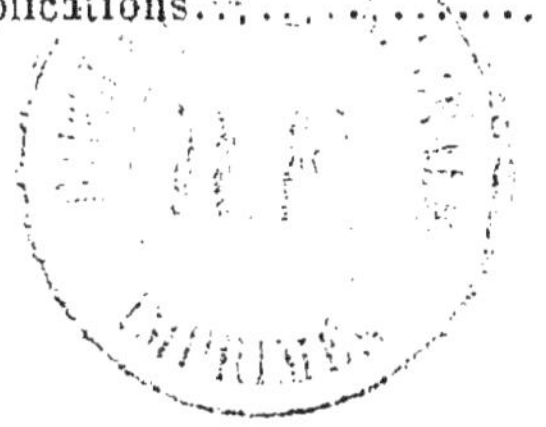